MARTINA EFFMERT

MEIN KIND HAT EINE ESSSTÖRUNG

humboldt

INHALT

Ich habe das Buch für alle Menschen geschrieben, die sich über Essstörungen informieren möchten. Für eine bessere Lesbarkeit schreibe ich meist von „deinem Kind", auch wenn du zum Beispiel einen erkrankten Teenager hast oder du dein von einer Essstörung betroffenes Enkelkind begleiten möchtest. Wenn ich in diesem Buch Experten wie Psychologen, Ernährungsberaterinnen oder Ärzte nenne, die du hinzuziehen kannst, sind immer alle Geschlechter gemeint.

GELEITWORT

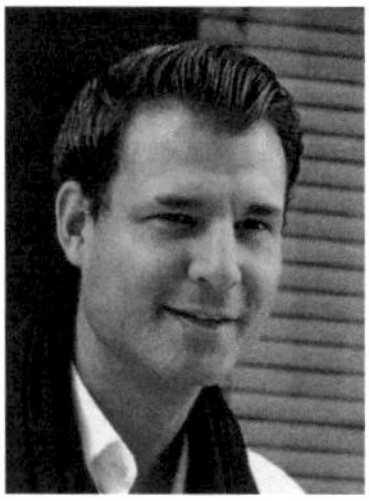

Thomas Neubner ist Kommunikationswissenschaftler, PR-Experte und Lehrbeauftragter. Die Themen negatives Körperbild und Essstörungen begegnen dem Experten für Medien und Prominenz der Populärkultur in seinen Forschungen und in vielen Gesprächen mit seinen Studierenden. Thomas Neubner ist regelmäßiger Gast in namhaften TV- und Printmedien.

Liebe Leserinnen und Leser,

Fashion-Influencer, die eine hohe Reichweite aufweisen, bestimmen maßgeblich den modischen Trend und setzen dabei konkrete Wunschvorstellungen in der jungen Zielgruppe fest. Die prominente Aura von Influencern ist immer mit einem spezifischen Schön- und oftmals auch einem konkreten Schlankheitsideal aufgeladen, in das sich der junge Medienkonsument förmlich einzukleiden versucht.

In Sozialen Medien ist diese modische Einkleidung omnipräsent, sie ist sowohl der unermüdliche Motor jener Selbstinszenierung als auch ihre größte Gefahr, wenn Adoleszente beginnen, ihr Körperbild kritisch zu definieren.

Während noch vor zwei Jahrzehnten der Medienkonsum hauptsächlich passiv verlief, werden Medienkonsumenten der jungen Generation ebenso zu Produzenten. Über das Smartphone erscheint ihr Körper makellos, im Design bewusst angelehnt an eben jene prominenten Vorbilder aus der Influencer-Szene. Je perfekter ihr Körper hier erscheint, desto höher ist der Zuspruch in der Community.

In meinen Lehrveranstaltungen an der Hochschule sind diese Themenwelten in den vergangenen Jahren fester Bestandteil des Social-

Media-Diskurses und seinen gesellschaftlichen Risiken geworden. Studierende fordern von sich aus eine kritische Betrachtung der Neuen Medien ein und machen aktiv Themenvorschläge, die sich eben auch in den negativen Auswirkungen auf das eigene Körperbild verorten. Gerade in Studienschwerpunkten wie Modemanagement sprechen betroffene Studierende ganz offen mit ihren Kommilitonen über eigene Erfahrungen mit Essstörungen und heben damit den Themenkomplex selbstbewusst aus der Tabuzone in die Öffentlichkeit.

Für Eltern bedeutet diese Entwicklung eine Hinwendung zu achtsamem Medienkonsum, im Speziellen in der kompetenten Verwendung Sozialer Medien, damit sie sich in der digitalen Lebenswelt ihrer Kinder orientieren lernen – um Brücken zu bilden, die generationsübergreifend wirken, den Themenkomplex der Essstörung aus der gesellschaftlichen Isolation selektieren und damit signifikant zu einer Enttabuisierung auch in der Angehörigengruppe beitragen. Im Überbau dieses Diskurses liegt allzu oft die Schuld, die Angehörige sich zuschreiben oder aus dem Umfeld leidvoll erfahren. Diskursen um Essstörungen achtsam zu begegnen, bedeutet in Konsequenz auch, diese Schuldfragen in Diskurse der Chancen umzuwandeln.

Martina Effmert leistet einen wertvollen Beitrag zu dieser Wandlung, indem sie Brücken zwischen Angehörigen und Betroffenen baut. Ihr Bestreben, psychotherapeutische Ansätze dahingehend neu zu interpretieren und Behandlungsstrategien kreativ umzudenken, verdeutlicht sich in praktischen Beispielen aus der Beratung, denen ich zahlreiche, fruchtbare Anschlüsse wünsche.

Herzlichst

Ihr

Thomas Neubner

SO HILFT DIR DIESES BUCH

Wahrscheinlich hältst du dieses Buch in Händen, weil dein Kind, Enkelkind, deine Nichte oder dein Neffe von einer Essstörung betroffen ist. Es ist wichtig, dass du dich über die Erkrankung informierst und alles an Hilfe aktivierst, was geht. Ich möchte dich mit diesem Buch dabei unterstützen. Du findest hier umfassende Informationen und praktische Tipps, um dein Kind bestmöglich zu begleiten.

Als Elternteil bist du oft die erste Person, die bemerkt, wenn dein Kind sich anders verhält als sonst. Möglicherweise weigert es sich, mit anderen Familienmitgliedern auswärts zu essen oder es lehnt plötzlich seine Lieblingsspeisen ab. Oder du bemerkst, dass Vorräte verschwinden. Alle diese Verhaltensänderungen könnten ein Anzeichen dafür sein, dass dein Kind an einer Essstörung leidet, was dich als Elternteil sehr verunsichern kann.

Die Krankheit entsteht oft unbemerkt, langsam und schleichend. Die Kinder und Jugendlichen reduzieren oder erhöhen je nach Essstörung ihre Nahrungsaufnahme Stück für Stück und verfallen einem gefährlichen Kreislauf aus extremer sportlicher Betätigung oder anderen kompensatorischen Verhaltensweisen und krankhaftem Essverhalten. Ihre Gedanken kreisen nur noch um das Thema Essen und Kalorien, die Essstörung wird zum 24-Stunden-Job. Dabei verlieren sie allmählich den Bezug zu ihrem eigenen Körper.

Wenn bei deinem Kind eine Essstörung diagnostiziert wurde, war das sicherlich ein großer Schock für die ganze Familie. Du fühlst dich möglicherweise nervös, ängstlich oder verunsichert. Die Diagnose ist verwirrend und es gibt viele unterschiedliche Informationen über Essstörungen – auch im Internet. Um dieses Problem anzugehen, ist es wichtig, dass du die Ursachen für die Essstörung deines Kindes verstehst und entsprechend handeln kannst. Hierbei möchte ich dir mit diesem Ratgeber helfen.

Wirksame Hilfe für dich und dein Kind

Dieser Ratgeber bietet dir praktische Tipps und sofort umsetzbare Strategien, damit du dein Kind wirksam unterstützen kannst. Er zeigt dir auch, wie du möglicherweise zur Essstörung deines Kindes beigetragen hast und wie du wie du deinem Kind helfen kannst.

Dieses Buch wird dir helfen, die Essstörung deines Kindes auch in Abgrenzung zu anderen Erkrankungen zu erkennen und zu verstehen. Du findest hier praktische Anleitungen zur Selbsthilfe in eurer Familie, die ich dir aus meiner langjährigen Praxiserfahrung zusammengestellt habe. Ich möchte dich dabei unterstützen, mit deinem Kind einen Ausweg zu finden und die Essstörung zu überwinden.

Du findest hier wertvolle Informationen über die verschiedenen Arten von Essstörungen und wie du ihnen entgegenwirken kannst. Ich gebe dir viele Tipps, wie du mit deinem Kind offen über seine Probleme sprechen und ihm gezielte Unterstützung bieten kannst.

Ich spreche in diesem Ratgeber speziell über Kinder, die sich trotz deutlich erkennbarem Untergewicht als viel zu dick empfinden. Ich spreche über Kinder, die in unkontrollierten Essanfällen mehr als 3.000 Kalorien in sich hineinstopfen und sich als Kompensation übergeben. Kinder, die nachts heimlich essen, sogenannte Night-Eater (Binge Eating Disorder). Und Kinder, die nichts mehr essen, aus Angst davor, sich zu übergeben (Emetophobie).

Die Sehnsucht nach einem perfekten Körper hat in unserer Gesellschaft eine bedrohliche Größe angenommen, und längst sind davon nicht nur Mädchen und Frauen betroffen. Ich spreche auch über Jungen, die sich als zu schmal und zu schmächtig empfinden und in eine Essstörung durch spezielle Diäten mit exzessivem Sport geraten. Für viele ist es schwer, aus diesem Teufelskreis auszubrechen.

Niemand von euch ist schuld

Arbeitskollegin der Mutter von Patientin Alina mit Magersucht, 12 Jahre: „Was ist denn bei dir schiefgelaufen, dass dein Kind in der Psychiatrie gelandet ist?“

Die Vermutung oder die bereits vorliegende Diagnose der Essstörungen sind für dich und deine Familie sicherlich sehr belastend. Es ist wichtig für dich zu wissen, dass niemand eine Essstörung bewusst entwickelt: Dein Kind hat sich nicht bewusst dafür entschieden.

Es ist keine Schuldfrage und auch nicht die Schuld der Eltern. Du solltest dich nicht dafür verurteilen. Wenn du als Elternteil verstehst, dass Essstörungen keine Entscheidung sind, kannst du bei der Heilung deines Kindes helfen – ohne Vorwürfe oder Schuldgefühle. Es ist okay, wenn du frustriert bist, aber ich bitte dich, dein Mitgefühl und die Fürsprache für dein Kind mit Essstörung in den Vordergrund zu stellen. Du bist nicht allein und es gibt Hilfe und Unterstützung für dich und deine Lieben.

WAS SIND ESSSTÖRUNGEN NICHT?

Keine selbst auferlegte Diät, keine persönliche Schwäche, keine Faulheit, kein Mangel an Selbstbeherrschung, keine Phase, die einfach so wieder vorübergeht – nichts, das du ganz allein bewältigen musst!

Möglichst früh behandeln

Fakt ist: Essstörungen haben seit 2020 aufgrund der Corona-Pandemie massiv zugenommen. Die Welt ist in dieser Zeit aus den Fugen geraten, das Geschehen war nicht kontrollierbar. Die Auswirkungen der Pandemie und ihre einschränkenden Maßnahmen wie Quarantäne und Lockdowns haben zu erhöhtem Stress und Isolation bei Kindern und Jugendlichen geführt – gleichbedeutend mit einem erhöhten Risiko für Essstörungen. Die Pandemie war eine besondere Herausforderung und die Zahlen sprechen für sich. Ich möchte allerdings betonen, dass Essstörungen nicht nur durch die Pandemie ausgelöst wurden und ihr Auftreten viele unterschiedliche Ursachen haben kann. Dazu kommen wir später.

ESSSTÖRUNGEN IN ZAHLEN

Essstörungen sind ein Problem unter Kindern und Jugendlichen, das leider zunimmt: 2021 litten 17,6 von 1000 Menschen im Alter von 12 bis 17 Jahren an einer Essstörung, ein Jahr zuvor waren es 13,4 und im Vor-Corona-Jahr 2019 noch 12,9 von 1000 Jugendlichen (Bericht der KKH Hannover). 2011 waren es „nur" 11 von 1000.

Traurigerweise dürften laut Hochrechnung bundesweit etwa 50000 Jugendliche im Alter von 12 bis 17 Jahren von einer Essstörung betroffen sein. Die meisten davon sind Mädchen und junge Frauen. (Die Zeit, Ausgabe vom 4.5.2023).

Besonders betroffen sind Kinder, Jugendliche und junge Erwachsene, die vermehrt auf soziale Medien und Online-Inhalte zugreifen. Das kann zu Unsicherheiten mit dem eigenen Körperbild beitragen. Das Thema der Essstörungen betrifft mehr Mädchen als Jungen, allerdings haben die Jungen in den letzten Jahren zahlenmäßig leider „aufgeholt".

SCHLANK UND DURCHTRAINIERT – MEDIEN BEFÖRDERN RISIKO

Laut Kinder- und Jugendgesundheitssurvey des Robert Koch-Instituts besteht für circa ein Fünftel aller 11- bis 17-jährigen Deutschen der Verdacht auf eine Essstörung: Jugendliche suchen nach Orientierung und Vorbildern und finden sie immer häufiger in den Medien. Dort werden vor allem Menschen mit schlanken, durchtrainierten Körpern präsentiert, was ihr Risiko für Essstörungen erhöhen kann.

In unserer Gesellschaft ist das Thema Essstörungen also aktueller denn je und die Zahlen steigen rasant an. Kurzfristig einen Therapieplatz zu erhalten, ist fast wie ein Sechser im Lotto. Die Kliniken sind hoffnungslos überfüllt, hier sind die Wartezeiten oftmals (beinahe) unverantwortlich. Dabei ist klar: Eine frühe Behandlung und Prävention sind von großer Bedeutung, damit sich die Essstörung nicht verfestigen kann! Der Schlüssel zur Bekämpfung dieses ernsten Gesundheitsproblems ist, dass dein Kind möglichst frühzeitig behandelt wird. Deshalb ist es so wichtig, dass du die Anzeichen für eine mögliche Essstörung bei deinem Kind oder Jugendlichen erkennst, sie verstehst und euch bei Bedarf so früh wie möglich professionelle Hilfe holst.

Du spielst als Elternteil eine wichtige Rolle bei der Behandlung der Essstörung. Lass im ersten Schritt die Idee los, dass die Essstörung deines Kindes nur eine vorübergehende Phase, eine bewusste Entscheidung oder eine Verhaltensweise ist, die irgendwie verursacht wurde. Wenn du dir darüber im Klaren bist, kannst du ein wirksamer Fürsprecher und eine gute Unterstützerin deines erkrankten Kindes sein.

Konzentriere dich stattdessen darauf, was du tun kannst, um deinem Kind zu helfen. Biete ihm Unterstützung und Hilfe an, ohne dich mit Schuldgefühlen zu plagen oder dir Vorwürfe zu machen. Es braucht Mut, Zeit und Geduld, um eine Essstörung zu überwinden. Hilf deinem Kind dabei, indem du Informationen sammelst, professionelle Hilfe suchst und ein unterstützendes Umfeld schaffst. Du bist die erste Bezugsperson und eine wichtige Stütze für dein Kind auf dem Weg zur Genesung!

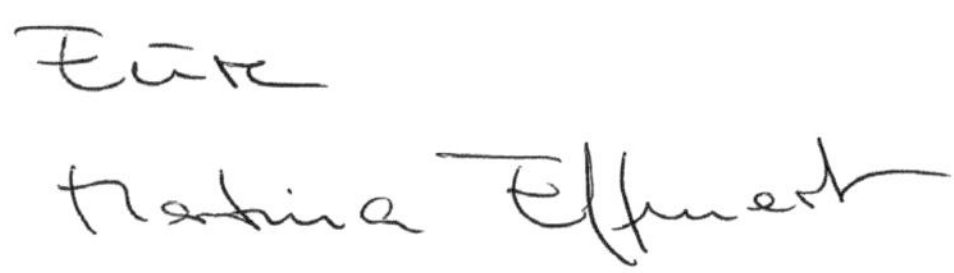

BEI ESSSTÖRUNGEN GEHT ES UM MEHR ALS ESSEN

Magersucht, Bulimie, Binge-Eating – egal welche Essstörung, die Zahlen steigen. Das ist alarmierend, denn hinter jeder Zahl steht das Schicksal eines Kindes und einer gesamten Familie. In diesem Kapitel schauen wir uns verschiedene Formen der Erkrankung an und wie du sie erkennen kannst.

Essstörungen sind in der Regel komplexe Erkrankungen, die nicht durch einen einzelnen Risikofaktor ausgelöst werden. Die Forschung geht von mehreren Faktoren aus, darunter biologische Faktoren, Persönlichkeitsmerkmale, familiäre, soziale und gesellschaftliche Umstände sowie belastende Lebensereignisse. Du siehst, es geht bei Essstörungen um sehr viel mehr als „nur" ums Essen.

Sie sind vielmehr ein Kampf mit Unsicherheit, emotionaler Stabilität, Kontrolle, Selbstwert, Körperbild, Perfektionismus, Dysbalancen im Nervensystem und Trauma. Mach dir bewusst, dass es bei der Erkrankung deines Kindes nicht nur um Nahrungsaufnahme geht, sondern um eine komplexe emotionale Herausforderung.

EINE ESSSTÖRUNG HAT (EHER) NICHTS MIT ESSEN ZU TUN

Bei einer Essstörung geht es um: Unsicherheit, Perfektionismus, Kontrolle, Körperbild, Emotionale Stabilität, Selbstwert, Selbstvertrauen, Dysbalancen im Nervensystem und Trauma.

Die gute Nachricht lautet: Obwohl sie ernste Störungen darstellen, sind Essstörungen behandelbar. Doch es ist wichtig, dass dein Kind frühzeitig diagnostiziert und behandelt wird, denn eine schnelle Behandlung verbessert seine Chancen auf eine vollständige Genesung.

Essstörungen betreffen nicht nur den Körper deines Kindes, sondern auch seine psychische Gesundheit und können schwerwiegende Auswirkungen auf das Leben deines Kindes und deiner Familie haben.

Verschiedene Formen von Essstörungen

Essstörungen sind Erkrankungen mit vielen Gesichtern und können verschiedene Formen annehmen. Sie können jeden Menschen betreffen, egal in welchem Alter. Insgesamt gibt es viele verschiedene Arten von Essstörungen, die sowohl den Körper als auch die Seele beeinträchtigen. Zunächst möchte ich dir einen kurzen Gesamtüberblick über die häufigsten Essstörungen geben.

Magersucht (Anorexia nervosa)

Anorexia nervosa ist die wohl bekannteste Form von Essstörung und wahrscheinlich auch eine der am frühesten dokumentierten. Über sie wurde bereits im Mittelalter berichtet.

OFFIZIELLE DIAGNOSTIK DER ANOREXIE

Magersucht wird offiziell wie folgt definiert:

- selbst herbeigeführter Gewichtsverlust
- Körpergewicht mindestens 15 % unter der Norm (nach Alter und Körpergröße)
- oder BMI kleiner 18,5 kg/m bei Erwachsenen
- Unterschreiten der alters- und geschlechstabhängigen 5. BMI-Perzentile bei Kindern und Jugendlichen (siehe unten)
- Bei einem rapiden Gewichtsverlust innerhalb von 6 Monaten von mehr als 20 % des gesamten Körpergewichts
- Körperbildstörung

Bei einem Gewichtsverlust von 40 % unter dem Normalgewicht wird die Erkrankung als besonders bedrohlich eingestuft.

(Quelle: *ICD-11)

Ich bin der Meinung, dass die Diagnose Anorexie nicht nur auf den Aspekt des Gewichts beschränkt sein sollte, denn damit betrachtet man nur die Spitze des Eisbergs. Und Achtung! Es gibt auch Formen von Anorexie, die sich anders äußern als durch Gewichtsverlust. Diese Formen können bei Kindern und Jugendlichen auftreten, die normal- oder übergewichtig sind. Diese Form der Anorexie wird als atypisch bezeichnet. Bei betroffenen Kindern und Jugendlichen kommt sogar oft noch ein Schamgefühl und das Gefühl des Versagens hinzu, da sie sich möglicherweise nicht als „richtig magersüchtig“ betrachten.

DER BMI – MASSEINHEIT FÜR DIE DIAGNOSE

Der Body-Mass-Index (BMI) liegt bei Anorexiepatienten über 18 Jahren unter 18,5. Der BMI berücksichtigt dabei allerdings nur das Gewicht, nicht aber die Zusammensetzung und Verteilung von Muskel- und Fettgewebe.

BMI = Gewicht in kg geteilt durch Körpergröße im Quadrat

Beispiel: 70 kg, 170 cm: BMI 24,2

Als Leitsymptom der Anorexia nervosa gilt bei Kindern und Jugendlichen ein Body-Mass-Index (BMI) unter der 5. Perzentile. Das ist eine statistische Größe, die die Position eines Wertes, z. B. Körpergewicht und -größe, mit anderen Werten eines Kollektivs vergleicht. So besagt z. B. die 5. Perzentile, dass 5 von 100 Kindern unterhalb dieses bestimmten Wertes liegen.

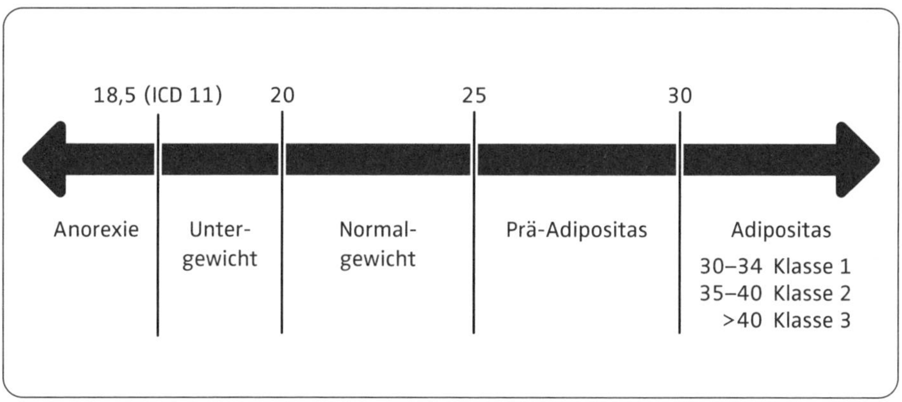

Body-Mass-Index (BMI) – das Maß zur Einschätzung des Körpergewichts

Magersucht ist eine sehr komplexe Krankheit. Ihr Ursprung ist vermutlich eine Kombination aus verschiedenen sich ergänzenden und wechselseitig beeinflussenden Faktoren. Nach neuester Studienlage gilt es als erwiesen, dass Menschen, die an einer Magersucht erkranken, eine genetische Grundlage dafür haben. Diese „Anorexie-Gene" werden durch ein Nahrungsdefizit z. B. während einer Diät angestoßen und getriggert. Doch dazu später mehr (ab Seite xx).

Magersucht beginnt häufig in der Pubertät und betrifft überwiegend Mädchen, wobei die Jungen in den letzten Jahren hier „aufholen". Die Auslöser für diese Erkrankung können dabei ganz unterschiedlich sein. Vielleicht ist es die erste große Liebe, vielleicht sind es familiäre Konflikte wie eine Scheidung, der Verlust eines nahestehenden Menschen oder auch der Tod eines geliebten Tieres. Ebenso können die entwicklungsbedingten körperlichen Veränderungen sowie Hänseleien oder Mobbing in der Schule mögliche Auslöser sein. Das in unserer Gesellschaft vorherrschende Idealbild von Schlankheit und scheinbarer Perfektion in den sozialen Medien als große Challenge für Kinder und Jugendliche kommt als deutlicher Risikofaktor noch dazu.

Kontrolle über Gewicht und Körper

Viele magersüchtige Mädchen lehnen unbewusst das eigene Frauwerden bzw. Frausein ab. Sie kontrollieren ihre Ernährungsgewohnheiten, hungern und erleben diese Form der Mangelernährung als entlastend und durchweg positiv. Das Hungern gibt ihnen das Gefühl der Kontrolle und damit auch ein gewisses Gefühl der Macht. Überhaupt ist Kontrolle bei dieser Krankheit ein sehr großes Thema: Über den Verzicht bekommen die betroffenen Kinder und Jugendlichen das Gefühl, mit der Kontrolle über ihr Gewicht auch wieder die Kontrolle über das eigene Leben zu erhalten. Das gibt ihnen eine Form von Sicherheit. Sie können sich so sehr disziplinieren, dass sie am Ende so gut wie gar nichts mehr essen. Zudem betreiben Betroffene häufig exzessiv Sport, um den Effekt der Gewichtsreduktion noch zu verstärken.

Eleni, 19 Jahre: „Das Beste an der Magersucht war, dass ich mich wirklich als etwas Besonderes fühlte. Ich war stärker und besser als all die anderen, die einfach nur Mittelmaß waren. Die Magersucht war mein Lebensinhalt."

Es gibt Persönlichkeitsmerkmale, die bei Magersüchtigen häufiger anzutreffen sind, z. B. ein geringes Selbstbewusstsein. Viele Betroffene sind unsichere und eher schüchterne Menschen. Sie haben einen gewissen Hang zum Perfektionismus und zu zwanghaftem Handeln. Manche haben zudem unbewusst Angst davor, erwachsen zu werden und Verantwortung zu übernehmen. Bei einem Teil der Erkrankten gibt es schwerwiegende Traumata, z. B. sexuelle Übergriffe in der Vergangenheit.

Oftmals beginnt eine Magersucht mit einem harmlos wirkenden Diätverhalten, wie z. B. dem (eigentlich sogar gesunden) Verzicht auf Süßigkeiten. Umwelt, Eltern und Freunde bewerten dieses Essverhalten meist erst einmal positiv. Diese Rückmeldungen und die gewünschte Gewichtsabnahme können dann das Diätverhalten verstärken – das Essverhalten wird mehr und mehr kontrolliert.

Maja, 14 Jahre: „Ich kann mir einfach nicht vorstellen, mit 45 kg glücklicher zu sein als jetzt mit meinen 28 kg."

Anorexie heißt wörtlich übersetzt „Appetitlosigkeit". Das ist jedoch nicht ganz richtig, denn zu Beginn haben viele Magersüchtige ein ganz normales Hungergefühl und sogar einen besonders großen Appetit. Es gibt Theorien von Neurologen darüber, dass das Gehirn von einem an Anorexie erkrankten Menschen anders arbeitet als bei einem Gesunden. Dieser Ansatz geht davon aus, dass das Belohnungssystem aus dem Gleichgewicht geraten ist. Wenn ein gesunder Mensch

Hunger verspürt und daraufhin Nahrung zu sich nimmt, dann sendet sein Gehirn ein positives Signal aus. Anders beim Anorektiker, also an Magersucht Erkrankten: Hier hat das Hungern einen positiven Effekt auf das Gehirn.

Es gibt also eine interne Kommunikation zwischen Neuronen, Hungergefühl und Körperwahrnehmung. Und genau da ist bei Betroffenen etwas im Ungleichgewicht, was langfristig zu einem tatsächlichen Verlust des Hungergefühls führen kann. (Es ist aktuell noch völlig unklar, ob es sich bei dieser Veränderung im Gehirn um eine Ursache für die Anorexie oder um eine Folge der Krankheit handelt.)

Fakt ist allerdings auch: Die Krankheit ist ein Hilferuf des Unterbewusstseins. Es geht im Grunde genommen nicht um den Verzicht auf das Essen und auch nicht darum, dünn zu sein. Hinter der Krankheit verbergen sich neben der womöglich genetischen Veranlagung auch Probleme, Unsicherheiten, Schmerz, Zorn, Wut oder Traurigkeit.

Kriterien für Anorexia nervosa

1. Restriktive Nahrungsaufnahme: Betroffene Kinder und Jugendliche nehmen über einen längeren Zeitraum hinweg weniger Nahrung zu sich, als für ihr Körpergewicht und ihre Größe angemessen wäre.
2. Intensiver Fokus auf das eigene Körpergewicht oder die Körperform: Erkrankte Kinder haben eine verzerrte Wahrnehmung ihres Körpers und sind sehr besorgt über Gewicht oder Figur.
3. Körperliche Symptome: Es kann zu verschiedenen körperlichen Symptomen kommen, wie beispielsweise Unterernährung, Gewichtsabnahme, ausbleibende oder unregelmäßige Menstruation bei Mädchen, Verstopfung, kaltes Empfinden, Schwindel, Schwäche und Organschäden.
4. Verzerrtes Selbstbild: Die von Anorexie Betroffenen sehen sich selbst als zu dick, obwohl sie bereits ein niedriges Gewicht erreicht haben.

5. Kontrolle und Perfektionismus: Erkrankte Kinder haben oft ein hohes Bedürfnis nach Kontrolle, Perfektionismus und ein geringes Selbstwertgefühl.

Häufigkeit von Essstörungen

Binge	Mädchen/Frauen 28 von 1.000	Jungen/Männer 10 von 1000
Bulimie	Mädchen/Frauen 19 von 1.000	Jungen/Männer 6 von 1.000
Magersucht	Mädchen/Frauen 14 von 1.000	Jungen/Männer 2 von 1.000

Quelle: Bundeszentrale für Gesundheitliche Aufklärung, BZGA.de

Ess-Brech-Sucht (Bulimia nervosa)

Eine andere Form von Essstörungen ist Bulimie. Hier leidet das betroffene Kind unter regelmäßigen Essanfällen, die es unmittelbar danach mit (meist heimlich) selbst herbeigeführtem Erbrechen beendet. Tückisch dabei ist: In der Regel sind die von Bulimie betroffenen Kinder und Jugendlichen eher normalgewichtig. Eine Gewichtszunahme verhindern sie außerdem oft durch den Missbrauch von Abführmitteln und Entwässerungstabletten (Diuretika) sowie exzessive körperliche Aktivität.

Bulimie kann körperliche Symptome wie Karies oder Magen-Darm-Probleme hervorrufen wie auch psychische Symptome wie Schuldgefühle und Scham. Aus diesem Grund unternehmen erkrankte Kinder meist große Anstrengungen, um ihr Verhalten vor Familie und Freundeskreis zu verbergen.

Janine, 16 Jahre: „Pflanzliche Abführmittel sind keine richtigen Abführmittel und Entschlackung ist gesund.“

Dadurch, dass die betroffenen Kinder und Jugendlichen eher normalgewichtig sind und ihr Verhalten verschleiern, übersehen Familienmitglieder häufig die Anzeichen für diese Erkrankung oder erkennen sie erst sehr spät. Bulimie tritt selten **vor** der Pubertät auf und belastet viele Jugendliche oft unentdeckt über viele Jahre bis Jahrzehnte.

Nicole, 22 Jahre: „Meistens stopfte ich mich mit Süßigkeiten und Chips voll. Meistens aß ich so lange, bis mir übel wurde. Dann habe ich mich übergeben. Danach fühlte ich mich immer ziemlich gut. Nicht mehr voll, sondern leer. Das war der Beginn meines Kotzens. Am häufigsten fraß ich nachts, wenn alle schliefen. Ich habe sogar Salzwasser getrunken, dann geht das Kotzen leichter. Ich drehte dann nachts den Wasserhahn auf, dann hört das niemand.“

OFFIZIELLE DIAGNOSTIK DER BULIMIE

Seit mindestens einem Monat und durchschnittlich einmal pro Woche ...

- wiederholte Essattacken,
- zeitweilige Hungerperioden,
- kompensatorisches Verhalten (Erbrechen, Abführmittel, Diuretika, exzessiver Sport) und/oder
- krankhafte Furcht, dick zu sein.

Aus meiner Praxis: Nina, 28 Jahre
Als ich sieben Jahren alt war, fragte eine Freundin meine Mutter, ob ich nicht ein bisschen zugenommen hätte. Meine Mutter stellte mich fortan täglich auf die Waage. Im Badezimmer wurde ein Plan aufgehängt, auf dem wir mein Gewicht eintrugen und so meinen Fortschritt dokumentierten. Zum Frühstück gab es nur noch Smoothies – rückblickend natürlich nährstoffreicher als Brot mit Käse. Das Problem war aber, dass ich als Kind das Ganze nicht verstand. Was

ich verstand, war, dass etwas mit mir nicht stimmte. Ich hatte zugenommen, das war schlecht und musste korrigiert werden. Ich musste perfekt sein, damit Mama mich liebt.

Meine Mutter hatte sowohl nach meiner als auch nach der Geburt meiner Schwester sehr schnell wieder angefangen zu arbeiten und war beruflich viel unterwegs. Ich hatte ohnehin schon das Gefühl, um ihre Aufmerksamkeit und Zeit kämpfen zu müssen, nun kam noch der Kampf um ihre Liebe und Gunst dazu. Dann ließen sich meine Eltern scheiden, wir zogen um. Neue Umgebung, neue Schule, neue Freunde und mein Papa war plötzlich 600 km entfernt. In der Zeit fing ich an, heimlich und zu viel zu essen, wenn ich traurig war. Ich nahm zu, und der Plan im Bad war vergessen – zumindest hatte Mama ihn vergessen, in meinem Kopf ist er bis heute geblieben.

Nach zwei Jahren zogen wir erneut um und Mama heiratete neu. In der Schule war ich lange eher ein Außenseiter. Die Mädels, die unsportlich und nicht superdünn waren, kamen eben nicht gut an. Als ich 17 war, wechselte ich auf ein Gymnasium mit Schwerpunkt für Gesundheit und Soziales. Kurz zuvor übergab ich mich zum ersten Mal nach dem Essen. Leider funktionierte es ganz einfach und ich fing an, es regelmäßig zu machen. Wenn ich alleine war, kaufte ich sogar extra dafür ein und kochte alles, was ich wollte und so viel wie ich wollte.

Das mache ich jetzt seit elf Jahren, phasenweise mehrfach die Woche, täglich oder sogar öfter am Tag. Wenn ich nicht alleine bin und mich nicht übergeben kann, schränke ich meine Kaloriengehalte extrem ein. Ich habe Angst, dass ich gar nicht mehr weiß, wie „normal essen" überhaupt geht. Ich befinde mich aktuell in Therapie und hoffe, während der Sitzungen zu lernen, dass ich wertvoll bin und es verdient habe, zu essen.

Essattacken mit Kontrollverlust (Binge-Eating)

Essstörungen wie Anorexie und Bulimie sind inzwischen fast jedem bekannt. Über Binge-Eating oder Binge Eating Disorder wird weniger berichtet, und tatsächlich ist sie erst seit Kurzem eine anerkannte eigenständige psychiatrische Störung – interessanterweise die heutzutage am häufigsten diagnostizierte. Ebenfalls besonders ist, dass sie zu 40 % Jungen und Männer betrifft. Was musst du als Elternteil wissen, wenn dein Kind an dieser Störung leidet?

Sie ist genauso wie die Bulimie gekennzeichnet durch regelmäßige Episoden von Essanfällen, bei denen Betroffene große Mengen an Nahrungsmitteln konsumieren und sich außer Kontrolle fühlen. Dies geschieht häufig heimlich, oft nachts. Es ist eine totale Fresssucht – Binge –, ein Gelage ohne Kompensation. Das heißt, anders als bei Bulimie betreiben Betroffene keine Gegenmaßnahmen gegen Gewichtszunahme wie Erbrechen oder Abführmittelmissbrauch.

Henry, 13 Jahre: „Oft wusste ich einfach nicht, was ich machen sollte. Mir war langweilig. Dann habe ich gegessen. Ich aß einfach alles, was da war, was ich finden konnte und was ich gut verstecken konnte."

OFFIZIELLE DIAGNOSTIK BINGE-EATING

Mindestens drei Monate im Schnitt einmal pro Woche wiederholte Essattacken ohne Kompensation (also keine Gegenmaßnahmen, um eine Gewichtszunahme zu verhindern).

Kinder mit Binge-Eating denken nahezu ununterbrochen an Essen und können auch nicht aufhören zu essen. Sie ignorieren ihr Sättigungsgefühl, weil sie beim In-sich-Hineinstopfen Glück oder Freude empfinden. Dennoch ist es nicht mit emotionalem Essen zu vergleichen. Binger essen bis zu einem Punkt des unerträglichen Völlegefühls. Eine Binge-Eating-Störung kann zu körperlichen Symptomen wie starker Gewichtszunahme, Diabetes und hohem Blutdruck führen. Psychische Symptome können ebenfalls auftreten, darunter Depressionen, Angstzustände und Scham.

Julie, 15 Jahre: „Ich kann Konflikte mit meinen Freunden oder in der Schule einfach nicht ertragen. Alle müssen mich lieben, mich gut finden, mich akzeptieren. Nur so kann ich leben."

Emetophobie und seltenere Essstörungen

Nun habe ich die drei bekanntesten Essstörungen vorgestellt, aber es gibt natürlich noch viele weitere. Sie kommen zwar nicht so häufig vor, aber dennoch sind sie zu beachten. Im Folgenden werde ich auf einige dieser weniger bekannten Essstörungen kurz eingehen, damit du ein Verständnis für die Vielfalt und Komplexität bekommst.

Angst vor Übelkeit und Erbrechen (Emetophobie)

Diese Essstörung ist eine Angsterkrankung, die oft von einem starken Gewichtsverlust gekennzeichnet ist und deshalb häufig mit einer Anorexie verwechselt wird. Tatsächlich kann eine Folge der Angst auch zu anorektischem Verhalten und somit zu einer atypischen Anorexie führen.

Es ist sehr wahrscheinlich, dass du noch nie etwas über Emetophobie gelesen oder gehört hast. Aus meiner Erfahrung weiß ich, dass es ein zusätzlicher wichtiger Hinweis für dich sein kann, wenn du bei deinem Kind eine Essstörung vermutest oder sogar schon die Diagnose in deinen Händen hältst, weil die Emetophobie als mögliche Ursache einer Essstörung in der Diagnose oft übersehen wird.

Emetophobie zeichnet sich durch eine übertriebene, unverhältnismäßige Angst vor dem Erbrechen aus. Betroffene Kinder meiden

Situationen, die sie mit Erbrechen in Verbindung bringen, wie z. B. öffentliche Verkehrsmittel oder Restaurants. Sie können auch besorgt sein, sich mit bestimmten Krankheiten anzustecken, oder meiden bestimmte Nahrungsmittel oder Aktivitäten, die sie mit Übelkeit und Erbrechen in Verbindung bringen.

Seit einigen Jahren behandle ich zunehmend Kinder und junge Erwachsene, die häufig nach einer diagnostizierten Anorexie zu mir in die Praxis kommen, aber tatsächlich an einer nicht diagnostizierten Emetophobie leiden. Wieso ist das so?

Die Angst davor, sich zu übergeben, führt häufig dazu, dass die betroffenen Kinder weniger essen. So kann auch die Emetophobie zu wirklich massiven und gravierenden Gewichtsverlusten führen. Auf den ersten Blick sieht es vielleicht nach einer Magersucht aus, tatsächlich aber ist die Angst der Grund für die Gewichtsabnahme.

Betroffene Kinder möchten gerne essen, aber die Angst davor, sich zu übergeben, ist größer als jedes Hungergefühl. Häufig verwechseln sie das Gefühl von Hunger mit einem aufkommenden Gefühl von Übelkeit – so lange, bis ihnen dann tatsächlich „schlecht vor Hunger" ist. Gerade Kinder und Jugendliche können diese Angst häufig nicht beschreiben und artikulieren. Wenn sie es doch können, werden sie mit ihren Ausführungen zu ihren Angstsymptomen oft nicht ernst genommen.

Aus Sicht der erkrankten Kinder ist es logisch, dass die Wahrscheinlichkeit sich zu übergeben abnimmt, wenn sie weniger essen oder nichts im Magen haben. Dieses Denken ist so bestimmend, dass es zu wirklich behandlungsbedürftigem Untergewicht kommen kann.

Diese Phobie kann zu erheblichem Stress und Einschränkungen im täglichen Leben führen. Ursachen für Emetophobie können z. B. traumatische und angstauslösende Erfahrungen im Zusammenhang mit

Erbrechen sein sowie genetische Faktoren und bestimmte Persönlichkeitsmerkmale.

Nimm die Sorgen und Probleme deines Kindes ernst. Manchmal ist es gar nicht so einfach, seine Symptome zu beschreiben und in Worte zu fassen. Körperliche Verletzungen wie ein Beinbruch sind halt deutlich einfacher zu erklären und zu verstehen. Wenn dein Kind nicht essen kann, bedeutet das nicht automatisch, dass es an Magersucht leidet.

Abgrenzung Emetophobie und Magersucht

Magersucht ist auch eine Form der Angst: Betroffene haben Angst davor, zuzunehmen oder zu dick zu sein. Sie fürchten, die Kontrolle über das Essen und damit über ihr Gewicht zu verlieren. Aus diesem Grund schränken sie ihre Nahrungsaufnahme ein und nehmen immer weiter ab. Das sind Ängste, aber noch lange keine Phobie.

Von Emetophobie betroffene Kinder kontrollieren auch ihr Essen, allerdings in Bezug auf mögliche Nahrungsmittelunverträglichkeiten. Ihre Hauptangst besteht darin, irgendetwas zu essen, was sie nicht vertragen oder was Übelkeit hervorruft und zum Erbrechen führt. Sie beschränken sich deshalb auf Lebensmittel, die sie als „ungefährlich" einstufen. Alles andere wird nach Möglichkeit strikt vermieden. Zu den „gefährlichen" Lebensmitteln gehören häufig Sahne, Eier, künstliche Zusatzstoffe und konservierte Nahrung, ebenso wie abgelaufene oder unbekannte Lebensmittel.

Bei der Magersucht kommt es aufgrund der veränderten Essgewohnheiten zu einem gewünschten, starken Gewichtsverlust. Ganz anders bei der Emetophobie: Das betroffene Kind schränkt das Essen aufgrund der Phobie ein, und nicht, um abzunehmen.

Gemeinsam ist beiden Patientengruppen die Entwicklung von Ritualen bei allem, was mit der Nahrungsaufnahme zu tun hat. Dazu gehören bei den Magersüchtigen an erster Stelle das Kalorienzählen und die Nährstoffanalyse. Das Ritual der Emetophobiker ist vor allem die Händedesinfektion. Gemeinsam für beide Erkrankungen sind Rituale wie langsames Essen, häufiges Kauen, das Kleinschneiden der Nahrung und das Essen an bestimmten Orten und zu bestimmten Zeiten.

Solltest du nach dieser kurzen Ausführung vermuten, dass dein Kind an einer Emetophobie, der Angst vor dem Erbrechen, erkrankt sein könnte, möchte ich dich dringend bitten, diese Bedenken nachdrücklich mit dem Arzt zu besprechen. Wenn du dich tiefer über diese Erkrankung informieren möchtest, empfehle ich dir mein Buch „Angst vor Übelkeit und Erbrechen: Emetophobie verstehen und überwinden“ (du findest den Literaturhinweis im Anhang).

Aus meiner Praxis: Mutter einer Patientin, Caro, 18 Jahre
Als unsere Tochter ca. 1,5 Jahre alt war, hatten wir alle einen Magen-Darm-Virus. Sie war völlig entsetzt, was da mit ihr geschah. Das war, im Nachhinein, der erste Hinweis. Einige andere Infekte folgten in der Kindergarten- und Schulzeit. Irgendwann sagte meine Tochter, dass sie lieber jede Erkältung, Grippe oder was immer in Kauf nähme als irgendwas mit Spucken. In der Grundschule wurden wir erstmals auf ein „merkwürdiges“ Essverhalten aufmerksam. Es wurde vermehrt „gepickt“, hinterfragt, ob Obst und Gemüse auch gründlich gewaschen seien, ob die Hände bei der Zubereitung sauber waren. Sie verweigerte zunehmend Speisen, die nicht verpackt waren, bei Feiern, Restaurantbesuchen. Sie schaute auf Haltbarkeitsdaten, und gerade noch haltbare Lebensmittel wurden abgelehnt. Wir vermuteten eine Essstörung. Da sie aber trotzdem weiter gerne aß, dachten wir, es sei (hoffentlich) nur eine Phase.
Als sie anfing, auf Partys zu gehen, lehnte sie diese alsbald ab mit der Begründung, dass auch Alkohol getrunken wurde. Sie fing an, sich von Freunden zu isolieren. Im Corona-Lockdown verschärfte sich die Lage. Auferlegte Isolation, kaum echte Kontakte außerhalb der Familie, keine Schule, kein Sport. Social Media war an der Tagesordnung. Sie wurde Expertin in Ernährungsdingen. Nahm nur noch

selbst zubereitetes Essen zu sich, trotz aller Bemühungen unsererseits, sie auf andere Gedanken zu bringen. Im Laufe dieser Zeit wurde sie zunehmend ernster, was irgendwann depressiv erschien. Ihr war nur noch übel und sie hatte ständig Magenschmerzen.
Schließlich wollte sie zu einer Therapeutin, was wir sehr begrüßten. Parallel suchten wir Ärzte auf, um zu checken, ob körperlich etwas nicht stimmte. Unserer Tochter ging es mittlerweile mental und körperlich sehr schlecht. Sie hatte massiv an Gewicht verloren, Ärzte und Psychologen diagnostizierten eine Magersucht. Aus tiefstem Herzen wussten wir aber, dass das nicht ihr Problem war. Eines Tages sagte sie, dass sie panische Angst davor hätte, sich übergeben zu müssen. Und dass das ihr eigentliches Problem sei – wow!
Wir recherchierten und teilten unsere Erkenntnisse Ärzten und Therapeuten mit. Sie blieben bei der Diagnose Magersucht. Wir gaben aber nun erst recht nicht auf und suchten Fachleute, die sich mit Emetophobie auskannten, und stießen so auf Martina Effmert. Wir mussten unsere Tochter ein wenig zu der Therapie überreden, aber schon nach der zweiten Hypnosesitzung merkten wir alle einen Unterschied. Sie hatte Zuversicht, wurde wieder fröhlicher und fing an zu essen. Vorsichtig, aber sie aß wieder. Heute, fast zwei Jahre nach dem letzten von vier Hypnose -und Gesprächsterminen, ist unser Kind nicht geheilt. Aber sie hat gelernt, mit der Phobie umzugehen. Sie isst, macht bald ihr Abitur, ist fröhlich, hat ein gesellschaftliches Leben und geht auf Partys.

(Zu Caro habe ich zwei Podcast-Folgen aufgenommen: einmal mit ihr selbst und einmal mit ihren Eltern; zum Podcast siehe Informationen im Anhang.)

Viele kleine Mahlzeiten über den Tag verteilt (Grazing)

Grazing ist eine Form des problematischen Essverhaltens, bei dem betroffene Kinder den ganzen Tag über kleine Mengen an Nahrungsmitteln zu sich nehmen, anstatt drei Mahlzeiten pro Tag. Meist handelt es sich dabei um ungesunde Snacks ohne nahrhafte Wirkung, wie Süßes oder salzige Knabbereien. Sie essen, ohne hungrig zu sein, denn das Essen hilft den Kindern und Jugendlichen dabei, Krisensituationen zu bewältigen. Besonders aufgrund der zunehmenden Tätigkeit im Homeoffice zeigt sich diese Form des gestörten Essverhaltens auch bei vielen Erwachsenen.

Grazing ist ein Verhaltensmuster, das mit Essstörungen wie der Binge-Eating-Störung in Verbindung gebracht wird. Wie bei anderen Essstörungen kann Grazing negative Auswirkungen auf die körperliche und mentale Gesundheit haben: ungesundes Körpergewicht, Verdauungsprobleme, unregelmäßiger Schlaf und Nährstoffmangel. Es kann auch Stress und schwierige Emotionen hervorrufen, die die Ess- und Schlafroutine weiter beeinträchtigen können.

Krankhaftes Gesundessen (Orthorexia nervosa)

Diese relativ neue Form der Essstörung ist durch eine übersteigerte Fixierung auf „gesunde" Ernährung gekennzeichnet. Jugendliche sind besessen von der Qualität und Reinheit ihrer Nahrungsmittel und überwachen genau, was sie essen.

Die Betroffenen vernachlässigen soziale Aktivitäten und den normalen Alltag und fühlen sich in einem ständigen Zustand der Angst und Schuld, wenn sie gegen ihre eigenen strengen Regeln verstoßen. Zudem verfolgen sie gesunde Ernährung in einem solchen Ausmaß, dass sie Unterernährung und Mangelkrankheiten auslöst, da sie wichtige Nährstoffe und Kalorien einschränkt.

Die Abgrenzung zwischen einer gesunden Ernährung und der extremen Form der Orthorexie ist oft schwierig zu definieren. Die Lebensmittel, die an Orthorexie Erkrankte meiden möchten, können mit denen übereinstimmen, auf die Menschen mit gesunden Essgewohnheiten freiwillig verzichten, wie Konservierungsmittel, alles Künstliche, Salz, Zucker, Fett, Milch und andere tierische Produkte, genetisch veränderte Lebensmittel oder solche, die nicht biologisch sind.

Der entscheidende Punkt ist jedoch, ob dieses Vermeiden in Besessenheit und einem übermäßigen Zeitaufwand resultiert, um darüber nachzudenken, was man essen darf und was nicht.

Ich habe es leider schon zu häufig beobachten können, dass Kinder mit einem solchen Essverhalten in die Mangelernährung rutschen. Wenn dazu dann möglicherweise das „Anorexie-Gen" kommt, führt dieses Essverhalten am Ende zu einer Magersucht. Orthorexia nervosa kann auch psychische Symptome wie Angstzustände und soziale Isolation verursachen. Die Verteilung dieser Erkrankung zwischen Jungen und Mädchen ist interessanterweise gleichermaßen ausgeglichen.

Krankhafte Muskelsucht (Biggerrexie)

Ein Thema, das dich vor allem betreffen kann, wenn du einen Sohn hast, weil dieses Thema tatsächlich eher Jungen betrifft. Biggerrexie ist auch bekannt als Muskeldysmorphie oder Body Dysmorphic Disorder (BDD) und ist eine psychische Störung, bei der heranwachsende Jungen besessen von dem Wunsch sind, Muskeln aufzubauen, mit dem Ziel, ihren Körper muskulöser zu machen. Im Gegensatz zur Anorexie, bei der Menschen gefangen darin sind, Gewicht zu verlieren, führt Biggerrexie dazu, dass junge Menschen Muskeln oft obsessiv und ungesund trainieren und sich übermäßig mit ihrem Aussehen beschäftigen.

Diese Jugendlichen unterliegen einem hohen Druck, perfekte körperliche Proportionen zu erreichen, und erleben ihren Körper oft als schmächtiger, schwächer oder weniger muskulös, als er wirklich ist. Dies kann zu einer regelrechten „Muskelsucht" und einem Zwang führen, ständig intensivere Trainingseinheiten durchzuführen. Nicht selten kommt es zum Substanzmittelmissbrauch, also der Einnahme von leistungssteigernden Mitteln von Nahrungsergänzungsmitteln bis hin zu Anabolika.

Obwohl Biggerrexie nicht direkt als Essstörung klassifiziert wird, gibt es in einigen Fällen auch eine starke körperliche Entfremdung vom Körper (Dissoziation), die sich in einer Veränderung des Essverhaltens ausdrücken kann. Bei heranwachsenden Jungen kann das gestörte Verhältnis zum Körper in Verbindung mit einem geringen Selbstwertgefühl und Perfektionismus somit nicht nur zur Magersucht oder einer anderen Essstörung führen, sondern auch zur Muskelsucht.

Deshalb, auch Biggerrexie kann bei deinem Kind zu schwerwiegenden psychischen Belastungen, sozialen Verhaltensweisen und körperlichen Gesundheitsproblemen führen, insbesondere dann, wenn sie nicht erkannt und behandelt wird.

Nächtlicher Heißhunger (Night Eating Syndrome NES)

Wenn dein Kind während der Nacht aufsteht, um große Mengen zu essen, obwohl es während des Tages normal isst, dann ist es vom Night Eating Syndrome betroffen. Die erkrankten Kinder haben auch häufig Schlafstörungen.

Nicht Essbares essen (Pica Syndrom)

Pica ist eine seltene Form von Essstörungen. Anders als bei Magersucht, Bulimie oder Binge-Eating-Störung geht es hier nicht um die Menge der Nahrung, sondern um die Art der gegessenen Substanzen. Die betroffenen Kinder verzehren nicht essbare Gegenstände wie Kreide, Papier oder Haare.

Pica kann zu ernsten körperlichen Komplikationen führen, da unverdauliche Gegenstände den Darm blockieren oder vergiften können. Betroffene können auch unter Mangelkrankheiten leiden, da sie Nahrungsmittel durch nicht essbare Gegenstände ersetzen.

Wiederkäuer-Syndrom (Rumination Syndrom)

Das Rumination-Syndrom ist ein seltener Zustand, bei dem betroffene Kinder die Nahrung aus ihrem Magen aufstoßen, kauen und wieder hinunterschlucken. Dies geschieht willentlich, aber unterbewusst durch Anspannung der Bauchmuskulatur, wobei durch diese Bewegung der noch nicht verdaute Speisebrei wieder in den Mund hochgedrückt wird. Rumination-Syndrom kann zu Gewichtsverlust, Unterernährung und anderen körperlichen Symptomen führen.

Kinder können in Folge auch an psychischen Symptomen wie Depressionen und sozialer Isolation leiden.

Kauen-und-Spucken-Syndrom (Chewing and spitting Syndrom)

Bei dieser Störung kauen betroffene Kinder die Nahrung nur und spucken diese kurz darauf wieder aus, um so die weitere Kalorienaufnahme zu verhindern. Das geschieht willentlich und absichtlich, führt zu psychischem und emotionalem Stress und mitunter auch zu starken Gewichtsschwankungen und Untergewicht, zu Organschäden, insbesondere im Mund zu Zahnschäden, Nährstoffmangel und sozialer Isolation. Es tritt am häufigsten bei restriktiven, d. h. einschränkenden Essstörungen auf, kann aber auch mit allen anderen Essstörungen verbunden sein. Das Kauen-und-Spucken-Syndrom führt zu höherem Food-Craving, das sind Heißhungerattacken auf bestimmte Nahrungsmittel.

Krankhaft wählerisch essen (Picky Eater Syndrom)

Wenn dein Kind ein sehr selektives und eingeschränktes Essverhalten hat, bei dem es bestimmte Lebensmittel, Texturen, Geschmacksrichtungen oder Gerüche bevorzugt oder ablehnt, dann könnte es sich auch um einen Picky Eater handeln. Diese Störung wird auch als sensorische Nahrungsverweigerung oder Fütterstörung bezeichnet.

Dieses Verhalten tritt häufig bei hypersensiblen Kindern auf, die Schwierigkeiten haben, sensorische Reize zu verarbeiten, kann aber auch auf eine schlechte Erfahrung mit Essen oder andere Faktoren zurückzuführen sein. Die Picky-Eater-Störung betrifft in der Regel Kinder bis zum sechsten Lebensjahr. Kinder, die über diesen Altersbereich hinaus Einschränkungen in der Nahrungsaufnahme zeigen, werden eher unter dem Begriff Essstörung definiert.

Nicht näher bezeichnete Essstörungen (Eating Disorders Not Otherwise Specified EDNOS)

Diese Essstörungen werden als atypische Essstörungen bezeichnet, da sie nicht eindeutig einer bestimmten Störung zuzuordnen sind oder eine Mischform aus verschiedenen Störungen darstellen. Wenn alle Kriterien von Magersucht erfüllt sind, aber das Gewicht trotzdem im Normalbereich ist, spricht man von einer atypischen Anorexia. Wenn sich unangemessenes Essverhalten oder Binge-Eating-Anfälle bei Bulimiekriterien nur selten oder für kürzer als drei Monate zeigen, handelt es sich um eine atypische Bulimie. Bei Menschen mit normalem Gewicht, die dennoch ein unangemessenes Verhalten nach dem Verzehr normaler Nahrungsmengen aufweisen, sprechen Experten auch von einer atypischen Essstörung. Eine weitere Form der atypischen Essstörung ist das Auskauen und Ausspucken großer Nahrungsmittelportionen, ohne sie zu schlucken.

Appetitverlust aufgrund psychischer Probleme (Psychogener Appetitverlust)

Psychogener Appetitverlust oder psychogener Gewichtsverlust an sich ist keine Essstörung, sondern ein Symptom, das auf eine zugrunde liegende Ursache hinweist. Psychogener Appetitverlust bezeichnet eine Verringerung des Appetits oder eine vollständige Abneigung gegenüber Nahrungsmitteln, die auf psychische Faktoren zurückzuführen ist.

Kinder, die davon betroffen sind, haben in der Regel ein emotionales Problem. Es kann viele Ursachen dafür geben, wie z. B. jedwede Form von Stress, Angstzustände oder Depressionen.

Heilungschancen

Die Heilungschancen können je nach Art und Schweregrad der Störung variieren. Für alle Essstörungen gilt, je früher man mit der Behandlung beginnt, desto besser sind die Heilungschancen.

Anorexie: Laut National Eating Disorders Association (NEDA) beträgt die Heilungsrate für Anorexie etwa 60–80 %. Die Hälfte der Betroffenen kann vollständig geheilt werden. Oft droht aber auch ein lebenslanger Kampf gegen die wohl gefährlichste Form einer Essstörung, der von Rückfällen und Kämpfen mit der eigenen Körperwahrnehmung geprägt ist. Der Kampf gegen Anorexia nervosa fordert jedoch nicht nur psychisch einen hohen Preis. Rund 15 % aller Betroffenen sterben an den Spätfolgen wie Herzversagen, Unterernährung oder nehmen sich sogar das Leben. Es ist daher dringend notwendig, das Bewusstsein für diese Krankheit zu schärfen, um Kindern und Jugendlichen schneller und besser helfen zu können, bevor es zu spät ist.

Bulimie: Die Heilungsrate für Bulimie liegt bei etwa 45–75 %, je nach Studie und Länge der Nachbeobachtung.

Binge Eating Disorder: Erste Studien deuten darauf hin, dass die Heilungsrate für Binge Eating Disorder ähnlich wie bei Bulimie sein kann, bei etwa 45–75 %.

Phasen einer Essstörung

Es gibt verschiedene Phasen, die dein an einer Essstörung erkranktes Kind in dieser Zeit durchläuft. Diese Phasen können je nach Art der Essstörung und der Individualität deines Kindes in Länge und Ausprägung variieren, aber im Allgemeinen gibt es einige gemeinsame Merkmale.

DAS FRÜHFRÜHFRÜH-SIGNAL FÜR ALLE ESSSTÖRUNGEN

Wenn dein Kind dazu neigt, Lebensmittel in „gut" oder „schlecht" zu unterteilen, dann befindet es sich vielleicht auf der ersten Stufe einer Essstörung wie Binge-Eating, Bulimie oder Anorexie.

1. Die prä-erkrankte Phase

In dieser Phase der Erkrankung können bei deinem Kind vermehrt Gefühle bezüglich seines eigenen Körpers entstehen. Oder es beschäftigt sich vermehrt mit dem Thema Gewicht und Diäten.

Die prä-erkrankte Phase ist die Zeit vor dem eigentlichen Ausbruch einer Essstörung. Es ist die Phase, in der dein Kind gefährdet ist, eine Essstörung zu entwickeln. Während dieser Phase kann dein Kind Gedanken und Verhaltensweisen entwickeln, die später zu einer Essstörung führen können. Es ist also wichtig, dass du die Anzeichen einer prä-erkrankten Phase erkennen kannst, um frühzeitig eingreifen zu können.

Mögliche Anzeichen und Symptome bei deinem Kind:
ein negatives Selbstbild; übermäßiges Training oder übermäßige Bewegung; ungewöhnliche Diätbeschränkungen; eine veränderte Wahrnehmung von Nahrungsmitteln und Gewicht; seltene oder unregelmäßige Mahlzeiten; eine übermäßige Beschäftigung mit der Kon-

trolle von Nahrung und Mahlzeiten; Vermeidung von sozialen Aktivitäten, bei denen auch gegessen wird

2. Die Einstiegsphase

In dieser Phase zeigen sich erste Essprobleme. Das können erste Schritte deines Kindes sein, sein Gewicht zu reduzieren, durch beispielsweise das Auslassen von Mahlzeiten oder übermäßiges Trainieren. Oder auch schon erstes übermäßiges Essverhalten.

Die Einstiegsphase ist der erste Schritt in Richtung einer Essstörung. In dieser Phase beginnt dein Kind, problematische Verhaltensweisen in Bezug auf Essen und Gewicht zu zeigen.

Typische Verhaltensweisen und Symptome in dieser Phase: ständiges Beschäftigen und Besorgtsein über Gewicht und Aussehen; Diät und Nahrungskontrolle, um abzunehmen oder um bestimmte Nahrungsmittel zu vermeiden; Vorlieben für bestimmte Nahrungsmittel und Ablehnung anderer, wodurch Mahlzeiten immer eingeschränkter werden; Vernachlässigung oder häufiges Auslassen von Mahlzeiten; Übermäßiger Konsum von bestimmten Nahrungsmitteln oder während bestimmter Zeiten bis hin zu Essattacken, die zu einem Gefühl des Verlusts der Kontrolle führen; Sport als Mittel zur Kontrolle des Gewichts oder als Strafe für das Essen bestimmter Nahrungsmittel

Marco, 11 Jahre: „Wenn ich daran denke, was ich alles wieder machen muss, wenn ich meine Magersucht nicht mehr habe, dann weiß ich gar nicht, wie ich das alles schaffen soll.“

3. Die akute Krankheitsphase

In dieser Phase bestimmt das Essverhalten das Leben deines erkrankten Kindes. Diese Phase ist je nach Essstörung auch von Wutanfällen, Scham, Traurigkeit, sozialem Rückzug und Rebellion gekennzeichnet.

- **Anorexie und Bulimie:** In dieser Phase schränkt dein betroffenes Kind seine Ernährung stark ein und zeigt einen obsessiven Zwang zu körperlicher Aktivität, was schwerwiegende körperliche und psychische Auswirkungen haben kann.
  Während dieser Phase können die Symptome der Essstörung sichtbarer werden, wie z. B. starkes Untergewicht, Extreme in der Nahrungsaufnahme, übermäßiger Sport, Schamgefühle und schlechtes Körperbild. Es kann auch zu körperlichen Komplikationen wie Herz-Kreislauf-Problemen, Nierenversagen, hormonellen Störungen und Osteoporose kommen.
- **Binge-Eating:** Dein von dieser Essstörung betroffenes Kind hat Essanfälle in Form von unkontrolliertem, übermäßigem Essen, bei dem es eine beträchtliche Menge an Nahrungsmitteln in kurzer Zeit zu sich nimmt. Diese Anfälle gehen oft mit Gefühlen von Schuld, Scham, Frustration und Angst einher.
  Innerhalb der akuten Krankheitsphase können die Essattacken andere körperliche und psychische Symptome wie höheres Körpergewicht, Verdauungsprobleme oder erhöhter Stress verschlimmern.

Juliana, 12 Jahre: „Ich fühle mich echt scheiße, lasch, willenlos und ich lüge meine Eltern ständig an. Ich bewundere die Kinder, die hier zur Therapie kommen. Bei mir hat das alles keinen Zweck."

4. Die chronische Phase

Dies ist eine langfristige Phase, in der sich das Verhalten deines Kindes im Negativen stabilisiert hat: Die Essstörung ist zum festen Bestandteil des Alltags geworden. Während dieser Phase kann es schwierig sein, mit den Symptomen und Verhaltensweisen der Essstörung umzugehen und es kann zu schweren Auswirkungen auf die körperliche und psychische Gesundheit deines Kindes kommen.

Ein zwölfjähriges Mädchen meinte nach einem Klinikaufenthalt zu mir, dass sie ja eigentlich noch nicht richtig krank sei, schließlich war sie ja erst einmal in der Klinik. Richtig magersüchtig sei man erst, wenn man mehrfach in einer Klinik gewesen sei.

5. Die Heilungs- und Rückfall-Präventionsphase

In dieser Phase steht die aktive Arbeit an der Genesung deines Kindes, der Aufbau eines langfristig gesunden Essverhaltens im Vordergrund.

Dazu gehört, dass dein Kind eine stabilere und gesündere Beziehung zum Essen und zu seinem Körperbild aufbaut. In dieser Phase werdet du und dein Kind lernen, wie wichtig Selbstversorgung und Selbstpflege sind, indem dein Kind seine körperlichen Bedürfnisse respektiert und darauf achtet.

Die Unterstützung durch Therapeuten, aber auch durch Freundeskreis und Familie ist in dieser Phase unerlässlich. Dein Kind wird lernen, gesunde Entscheidungen bezüglich des Essens zu treffen, positive Selbstgespräche zu führen und Bewältigungsstrategien zu entwickeln. Es wird lernen, Stress effektiv zu bewältigen und so mit schwierigen Situationen oder Gefühlen besser umzugehen.

Des Weiteren werdet du und dein Kind lernen, wie ihr Rückfälle verhindert, indem dein Kind sich auf Risikosituationen vorbereitet und Strategien entwickelt, um gesunde Entscheidungen zu treffen. Es kann dadurch eine ausgewogene Lebensweise aufrechterhalten, ohne in ungesunde Verhaltensweisen zurückzufallen. Insgesamt verbessert dein Kind in dieser Phase dauerhaft sein Essverhalten und sein eigenes Körperbild.

Wichtig für dich ist das Wissen, dass nicht alle Essstörungen zwangsläufig jede dieser Phasen durchlaufen und dass die Dauer jeder Phase variiert.

Viele mögliche Gesundheitsrisiken

Die Besorgnis der Eltern um eine gesunde Entwicklung ihres Kindes beginnt häufig schon vor der Geburt. So wird in der Werbung den werdenden Müttern empfohlen, Folsäure und andere zusätzliche Vitamine einzunehmen, um die bestmögliche Versorgung für das Ungeborene zu gewährleisten. Bei der elterlichen Sorge um die Gesundheit und das Wohlbefinden ihrer Kinder spielt Ernährung eine wichtige Rolle.

Essstörungen können eine Reihe von gesundheitlichen Risiken und Komplikationen verursachen. Werfen wir deshalb einen Blick auf die möglichen Gesundheitsrisiken, die durch eine Essstörung entstehen können.

Untergewicht und Mangelernährung

Bei Essstörungen wie Anorexia nervosa, Emetophobie und Bulimie kann es zu extremen Gewichtsverlusten und Mangelernährung bei dem betroffenen Kind kommen. Dies kann zu einer Reihe von gesundheitlichen Problemen führen, wie beispielsweise Herzrhythmusstörungen (Kaliummangel), Wassereinlagerungen und Nierenfunktionsstörungen, Osteoporose, d. h. brüchigen Knochen, und weichen Knochen (Osteomalazie) oder Zahnschädigungen (Zahnschmelz).

Manche Folgeerkrankungen sind leider unumkehrbar – wie die Erkrankungen an Skelett und Zähnen.

Aber auch Nervenkrankheiten wie eine Polyneuropathie zählen zu akuten Risiken bei erkrankten Kindern. Verformung der Fingernägel, sogenannte „Uhrglasnägel“, trockene Haut und brüchige Nägel (Mangel an Biotin, Vitamin B7) sind dann wohl eher den „kleineren“ Folgeerscheinungen zuzuzählen.

Hinzu kommt eine große Anfälligkeit für alle Arten an Infekten durch ein geschwächtes Immunsystem, geradezu typisch für fast alle Formen der Essstörungen.

Verdauungsprobleme

Menschen mit Essstörungen können unter Verdauungsproblemen wie Verstopfung, Blähungen, Magenschmerzen und Durchfall leiden. Diese Probleme können durch die restriktive Nahrungsaufnahme oder durch das wiederholte Erbrechen verursacht werden.

Elektrolyt-Ungleichgewicht

Bei Essstörungen wie Bulimia nervosa kann es aufgrund des wiederholten Erbrechens oder Missbrauchs von Abführmitteln zu einem Elektrolyt-Ungleichgewicht kommen (Natrium, Kalium, Magnesium). Dies kann zu gefährlichen Zuständen wie Herzrhythmusstörungen, Krampfanfällen und im schlimmsten Fall sogar zum Tod führen.

Hormonelle Störungen

Essstörungen können zu einer Reihe von hormonellen Störungen führen, wie z.B. dem Ausbleiben der Monatsblutung (Amenorrhoe), welche durch zu wenig Körpergewicht, ungesunde Ernährung und gestörtes Essverhalten hervorgerufen wird. Bei Jungen können Essstörungen zu einem niedrigen Testosteronspiegel und einer Erektionsstörung des Penis (erektile Dysfunktion) führen.

Psychische Gesundheit

Essstörungen gehen oft auch mit einer Reihe von psychischen Problemen einher, wie z.B. Depressionen, Angstzuständen, Panikattacken und Zwangsstörungen.

Folgen im Gehirn

Bei an Essstörungen erkrankten Kindern und Jugendlichen kommt es in Folge zu Aufmerksamkeitsstörungen und Konzentrationsschwäche. Das führt dazu, dass ihre kognitive Leistungsfähigkeit, also ihre Denkleistung, eingeschränkt wird – was zu einer Reduzierung des Intelligenzquotienten um bis zu zehn Punkte führen kann! Außerdem sind in bildgebenden Verfahren, wie CT und MRT, Hirnatrophien, d.h. ein Schwund des Gehirns, tatsächlich nachweisbar.

Suizidalität, also Selbstmordgedanken

Der Selbstmord ist ein komplexes Phänomen, das viele Variablen wie psychische Krankheiten, familiäre Probleme, Stress, soziale Isolation und kulturelle Einflüsse umfassen kann. Essstörungen erhöhen nachweislich das Risiko für suizidales Verhalten. Studien haben gezeigt, dass Menschen mit Essstörungen ein höheres Risiko für Suizidgedanken, -versuche und vollendeten Selbstmord haben als die allgemeine Bevölkerung.

Die Gründe hierfür sind vielfältig. Essstörungen können wie bereits aufgeführt mit Depressionen, Angstzuständen und anderen psychischen Gesundheitsproblemen einhergehen, die das Risiko für Suizid erhöhen können. Darüber hinaus können Essstörungen auch zu schweren gesundheitlichen Komplikationen führen, die das allgemeine Wohlbefinden so beeinträchtigen, dass vermehrt an Selbstmord gedacht wird.

Bei Anorexia nervosa scheint das Risiko für Suizid sogar höher zu sein als bei Menschen mit anderen Arten von Essstörungen, darauf deuten einige Studien hin. Ich möchte dir wirklich keine Angst machen, sondern nur aufzeigen, wie wichtig es ist, auch auf mögliche Anzeichen für eine Suizidalität bei deinem Kind zu achten.

Aus meiner Praxis: Madeleine, 42 Jahre, über sich selbst in ihrer Jugend

Ihre Gedankenspiralen, ausgelöst durch Worte und Taten anderer, hatten ihr Inneres mal wieder zum Zwerg schrumpfen lassen. Sie fühlte sich ungenügend und nicht liebenswert. Dabei wünschte sie sich nichts mehr, als perfekt zu sein, keine Fehler zu machen und die Bedürfnisse anderer zu erfüllen, um von anderen geliebt zu werden. Ihre eigenen versteckte sie unter einer Maske, schluckte sie herunter, bis sie in ihren Hals krochen, um sich ihren Weg nach draußen zu bahnen.

Nun saß sie vor dem Spiegel. Vor ihr lag eine Tüte mit Erbrochenem. All ihren inneren Schmerz, den sie mit Essen kompensierte, hatte sie wieder ausgekotzt. Sie schämte sich. Erneut hatte sie die Kontrolle über sich und ihre Gefühle verloren. Sie weinte bitterlich und fühlte sich wie eine Versagerin. Der Gedanke, nichts wert zu sein, schrie förmlich in ihr.

Nach einer Weile betrachtete sie ihr Spiegelbild. Ihre Augen waren rot und ihre Mundwinkel angerissen. Der Hals tat ihr weh und sie fühlte sich erschöpft.

Auf einmal wurde ihr klar, dass Essen und Brechen nicht halfen, ihr eigentliches Problem zu lösen. Ihre mangelnde Selbstliebe und ihr Hass auf sich selbst, den sie seit Kindheitstagen in sich verspürte, weil ihr zu wenig Liebe entgegengebracht worden war, war die eigentliche Ursache. Seit Jahren litt sie an ihrer Essstörung und es ging ihr immer schlechter. Die Angst zu essen und die Kontrollmechanismen durch Verbote nahmen zu, beeinträchtigten ihr soziales Leben und ihre Gesundheit. Doch ohne professionelle Hilfe würde sie es nicht schaffen, ihren inneren Schmerz zu lösen und die Angst, ihr wahres Ich zu zeigen, hinter sich zu lassen. Das wusste sie.

Sie war sich nicht sicher, ob sie es schaffen würde, ihre Essstörung abzulegen. Vielleicht war das auch nicht notwendig. Vielmehr war es wichtig, die ersten Schritte in Richtung Liebe zu gehen, um frei und angstfrei leben zu können.

Tipp: Höre auch den Podcast von Madeleine.

WARUM IS(S)T MEIN KIND SO?

Essstörungen sind nicht auf einen einzigen Faktor zurückzuführen, sie entstehen aus einem komplexen Zusammenspiel verschiedener Einflüsse aus biologischen, psychologischen und sozialen Aspekten. Das macht sie unter anderem so kompliziert.

Auch kulturelle Faktoren, wie beispielsweise das Schönheitsideal und der Wunsch nach Schlankheit, spielen eine wichtige Rolle. Besonders in der Pubertät können diese Faktoren dazu beitragen, dass sich ein bestehendes Problem verstärkt und sich eine Essstörung herausbilden kann.

Die Zusammenhänge zwischen Ursachen, Auslösern und Risikofaktoren sind oft komplex und können voneinander abhängen oder sich gegenseitig verstärken. In meinen Gesprächen mit den Eltern ist es immer wieder eine wichtige Arbeit, diese Faktoren individuell zu erkennen und zu beleuchten. Deshalb gebe ich dir hier erst einmal eine kurze Erklärung, was damit genau gemeint ist, bevor ich im weiteren Text näher auf die einzelnen Faktoren eingehe.

Ursachen können direkt oder indirekt mit einem bestimmten Gesundheitszustand verbunden sein, z. B. bestimmten Genen, die das Risiko für eine bestimmte Krankheit erhöhen. Essstörungen können durch verschiedene Faktoren beeinflusst werden, wie beispielsweise genetische, neurobiologische, kulturelle und familiäre Faktoren sowie durch traumatische Erlebnisse. Bestimmte Persönlichkeitsmerkmale wie Perfektionismus und Impulsivität können auch zu deren Entstehung beitragen.

Auslöser können einen ursächlichen Faktor verstärken oder zu dem Ausbruch einer bestimmten Erkrankung beitragen. Auslöser von Essstörungen können Ereignisse oder Erfahrungen in der Vergangenheit sowie auch aktuelle Stressfaktoren wie Beziehungsprobleme oder Lebensveränderungen sein.

Risikofaktoren erhöhen die Wahrscheinlichkeit, bestimmte Gesundheitsprobleme zu entwickeln, sie müssen aber nicht zwingend Ursache oder Auslöser sein. Risikofaktoren, die zur Entstehung von Essstörungen beitragen können, sind unter anderem geringes Selbstwertgefühl, Depressionen, Angstzustände, eine Familie mit Essstörungen, Diätverhalten, Sportzwang sowie ein Kultur- und Gesellschaftsdruck, der Schönheitsideale und den schlanken Körper hervorhebt.

Im Folgenden schauen wir uns diese verschiedenen Faktoren genauer an.

Viele Faktoren statt einer Ursache

Die Frage nach der Ursache für eine Essstörung ist häufig für die Eltern zermürbend und oft auch mit Selbstanklagen, gegenseitigen Vorwürfen und Schuldzuweisungen belegt. Manch ein Elternteil grübelt endlos, schlaflose Nächte wird durchdiskutiert. „Was haben wir falsch gemacht? Wie konnte es nur dazu kommen? Was haben wir übersehen?“

Wichtig für dich zu wissen ist: Es gibt viele Faktoren, die zur Entstehung einer Essstörung beitragen können, d. h. Essstörungen sind multifaktoriell und haben somit selten eine einzige Ursache. Im Allgemeinen handelt es sich bei Anorexie, Bulimie oder Binge-Eating-

Störung um wirklich komplexe Bedingungen, die durch eine Kombination aus biologischen, psychologischen und sozialen Faktoren zustande kommen.

Nach neuesten Erkenntnissen der Forschung gibt es bei den biologischen Faktoren auch eine bestimmte genetische Disposition und einen Einfluss bestimmter Hormone und Neurotransmitter.

Weder dein erkranktes Kind noch du, deine Angehörigen oder Freunde tragen die Schuld an der Entstehung der Essstörung. Es ist nicht hilfreich, wenn du dich mit Schuldfragen beschäftigst, da dies den Heilungsprozess nicht unterstützt. Trotzdem ist es für die Therapie deines Kindes notwendig, dass du die Ursachen der Essstörung verstehst, damit du beeinflussbare Faktoren positiv verändern kannst. Nachfolgend habe ich dir die häufigsten Faktoren von Essstörungen zusammengestellt.

Biologische Faktoren

Biologische Faktoren wie genetische Veranlagung, Schilddrüsenprobleme, Dysbalancen bei Neurotransmittern und Hormonveränderungen können nach aktueller Studienlage eine Rolle bei der Entstehung von Essstörungen spielen. Das klingt jetzt vielleicht etwas kompliziert. Ich möchte dich dennoch herzlich einladen weiterzulesen, weil diese Erklärungen dir helfen werden, die Erkrankung deines Kindes sehr viel besser zu verstehen. Und ich verspreche dir, dass du kein Spezialist sein musst, um meine Erläuterungen nachzuvollziehen, und dass ich mich kurzfassen werde.

1 Genetik

Eine genetische Veranlagung kann dazu beitragen, das Risiko für die Entwicklung von Essstörungen zu erhöhen. Studien haben gezeigt, dass Menschen, die Verwandte mit einer Essstörung haben, häufiger selbst unter einer Essstörung leiden.

Hierzu gibt es seit Jahren auch Studien über Zwillinge. Deren Ergebnis ist, dass die Wahrscheinlichkeit, dass beide zweieiigen Zwillinge an einer Essstörung leiden, bei 5 % liegt. Bei eineiigen Zwillingen ist die Wahrscheinlichkeit entschieden höher, sie liegt tatsächlich bei 56 %. Daraus folgt: Bei einer identischen genetischen Veranlagung wie bei eineiigen Zwillingen ist die Erkrankungsmöglichkeit um circa das Zehnfache erhöht.

Stellt man also die Frage, warum nicht alle Menschen, die eine Diät machen, infolgedessen an einer Anorexie erkranken, lautet die wirklich einfache Antwort: Weil nicht alle Menschen eine genetische Vorbedingung haben.

Den meisten Menschen macht der freiwillige Verzicht auf Nahrung keinen Spaß. Generell löst eine Diät eher eine gereizte Stimmung und schlechte Laune aus. Im Englischen gibt es dafür ein eigenes Wort – „hangry“ aus hungry (hungrig) und angry (wütend). Dieser Begriff meint ganz simpel: Je größer der Hunger, desto gereizter die Stimmung.

Die neuesten Erkenntnisse aus der Forschung zeigen uns, wie Gene unser Gehirn und den Stoffwechsel beeinflussen, und sind für dich und deine Familie sehr wichtig. Essstörungen sind keine rein psychologische Erkrankung, sondern es sind ebenso Entwicklungen in Stoffwechselgenen dafür verantwortlich. Es ist nicht notwendig, dass du dich auf diesem Gebiet auskennst, um die Auswirkungen nachvollziehen zu können.

Trotzdem gilt: Eine Essstörung entsteht multifaktoriell und Gene sind nicht allein verantwortlich für die Erkrankung. Und erst recht bestimmen Gene auch nicht unser Schicksal. Aber eine Erkenntnis hilft zu akzeptieren, warum manche Menschen empfänglicher für diese Erkrankung sind und andere nicht.

Magersucht: keine rein psychologische Erkrankung Dass Magersucht keine rein psychologische Erkrankung ist, zeigte eine internationale Studie der University of North Carolina (USA). Das Fazit der Studie mit dem Namen Anorexia Nervosa Genetics Initiative (ANGI) war, dass es Unterschiede in bestimmten Genen zwischen Magersucht-Patienten und anderen Personen gibt, insbesondere in Gehirnregionen, die für die Essensmotivation und Belohnung nach der Nahrungsaufnahme wichtig sind. Auch Gene, die im Kohlenhydrat- und Fettstoffwechsel eine Rolle spielen, unterscheiden sich. Aufgrund dieser Erkenntnisse ist wohl eine neue Sichtweise auf die Anorexie notwendig, die als sowohl psychiatrische als auch Stoffwechsel-Erkrankung angesehen und behandelt werden sollte.

Bisher hat man bei Menschen, die von Magersucht betroffen sind, den niedrigen Body-Mass-Index (BMI) hauptsächlich als Folge von psychologischen Ursachen angesehen, wie dem zwanghaften Wunsch, schlank zu sein, und der Unzufriedenheit mit dem eigenen Körper. Allerdings hat sich gezeigt, dass grundlegende Stoffwechsel-Fehlsteuerungen ein entscheidender Faktor für die Probleme sind, die diese Patienten haben, einen gesunden BMI aufrechtzuerhalten, selbst wenn sie therapeutische Unterstützung erhalten haben. Diese Erkenntnis ist in der Therapie von Magersucht sehr wichtig, da eine gezieltere Behandlung die Chancen auf Genesung erhöhen könnte.

Familiäre Häufungen von Essstörungen sind schon länger bekannt. Die neuesten Forschungsergebnisse zeigen, dass manche Menschen von Geburt an ein höheres Risiko haben, an einer Essstörung zu erkranken, und dass 50–80 % des Risikos durch genetische Faktoren erklärt werden können. Das Risiko einer Essstörung hängt jedoch nicht von einem einzelnen Gen ab, sondern von hunderten von Genen mit jeweiliger geringer Auswirkung.

Die Genomik, die Erforschung unseres genetischen Codes, ist relativ neu und verbessert schnell unser Verständnis von Essstörungen.

Aus jüngsten Studien wurde ermittelt, welche Teile des Gehirns und Darms das Denken, Verhalten und Emotionen bei Essstörungen steuern. Bahnbrechende Erkenntnisse von Genetikern zeigen auch, dass Essstörungen mit anderen psychiatrischen Krankheiten und Stoffwechselmerkmalen wie Glykämie und Lipiden zusammenhängen.

Die Entdeckung eines genetischen Zusammenhangs bei Essstörungen gibt vielen Eltern und Betroffenen mehr Akzeptanz für die Erkrankung, Hoffnung und Bestätigung. Für viele Eltern ist das ein wichtiger Baustein bzw. eine wichtige Einsicht und Erkenntnis, die dir hilft zu akzeptieren, dass Essstörungen genauso wenig die Schuld oder die Entscheidung deines Kindes oder eurer Familie sind wie andere Krankheiten wie Neurodermitis, Asthma, Mukoviszidose, oder Epilepsie.

2 Neurotransmitter

Das menschliche Gehirn verfügt über verschiedene Kommunikationssysteme, die es bestimmten Gehirnregionen ermöglichen, miteinander zu kommunizieren und Informationen auszutauschen. Unerlässlich sind dabei Neurotransmitter – sie transportieren Informationen von einer Gehirnregion zur anderen.

Forscher haben herausgefunden, dass bei einer Essstörung insbesondere die Verbindungen beeinträchtigt sind, die für die Regulierung von Stimmung, Emotionen, Belohnung, Gedächtnis, Angst und Aufmerksamkeit verantwortlich sind. Wir schauen uns jetzt im Einzelnen die unterschiedlichen Neurotransmitter an. Ich bin mir sicher, dass dir einige davon auch schon bekannt sind.

Serotonin ist ein wichtiger Faktor bei der Entstehung von Essstörungen: Das „Glückshormon“ beeinflusst die Regulation von Stimmung, Appetit und Schlaf. Achtung, das bedeutet, dieser Neurotransmitter beeinflusst auch das Hunger- und Sättigungsgefühl! Es wird aus der Aminosäure Tryptophan gebildet, das in der Nahrung vorkommt.

Zucker- oder fettreiche Mahlzeiten können den Serotoninspiegel im Gehirn erhöhen, was zu einem Gefühl des Wohlbefindens führen kann. Im Gegensatz dazu kann Fasten dazu führen, dass der Serotoninspiegel im Gehirn sinkt. Dies liegt daran, dass der Körper bei Nahrungsverzicht versucht, Energie zu sparen und daher die Serotoninbildung drosselt.

Das bedeutet im Umkehrschluss, dass, wenn aus Gründen von Mangelernährung – die bei einer Essstörung ja grundsätzlich vorliegt – der Körper kein oder weniger eigenes Serotonin bildet, auch weniger Serotonin im Gehirn zur Verfügung steht. Damit ist das Signal von Hunger oder Sättigung gestört. Und nur der Vollständigkeit halber sei hier erwähnt, dass auch Menschen mit einer Binge-Eating-Störung sich dennoch in einem Mangelzustand befinden, obwohl sie ja sehr viel essen. Warum? Weil sie sich überwiegend von zuckerhaltigen, schlechten Kohlenhydraten und Fast Food ernähren. Es ist bekannt, dass hohe Mengen an Zucker und Kohlenhydraten den Blutzuckerspiegel erhöhen, was dann wiederum zu Heißhunger führen kann.

Allerdings scheint die Entstehung von spezifischen Essstörungen auch mit der Persönlichkeit eines Menschen in Zusammenhang zu stehen: Impulsive Menschen neigen eher zu Bulimie oder Binge-Eating-Störungen mit Essattacken, während sehr disziplinierte Menschen empfänglicher für eine Magersucht sind.

Obwohl die Rolle von Serotonin bei der Entstehung von Essstörungen gut dokumentiert ist, gibt es immer noch viele offene Fragen darüber, wie es zu Veränderungen des Serotoninstoffwechsels im Gehirn kommt und welchen Einfluss dies auf die Entstehung von Essstörungen hat.

Was kann man tun, um den Serotoninspiegel zu erhöhen? Essen ist die eine Möglichkeit, den Serotoninspiegel im Gehirn zu erhöhen, mit einer Ernährung, die reich an Tryptophan ist. Tryptophan wird für die Serotoninbildung im Körper benötigt. Es findet sich insbesondere in eiweißreichen Lebensmitteln, wie Lachs, Eiern, Fleisch und Käse.

Dopamin Dopamin ist ein Neurotransmitter im Gehirn, der an der Regulation von Motivation, Belohnung und Vergnügen beteiligt ist. Studien zeigen, dass bei Menschen mit Anorexie Veränderungen im dopaminergen System im Gehirn auftreten können, was zu einer reduzierten Freisetzung von Dopamin führen kann.

Kinder und Jugendliche mit Anorexie scheinen weniger empfänglich für belohnungsbasiertes Lernen, was darauf hindeutet, dass ihre Fähigkeit zur Verarbeitung von Belohnungen im Gehirn beeinträchtigt sein könnte.

Anorexie-Patienten meiden Nahrungsmittel und Belohnungen, um ein gutes Körpergefühl und Selbstwertgefühl zu erreichen. Jedoch kann der Gewichtsverlust paradoxerweise wiederum zu einer kurzfristigen Erhöhung des Dopaminspiegels führen, was den Teufelskreis der Erkrankung aufrechterhält. Langfristige Anorexie kann zu einem Dopaminmangel führen, der mit Anhedonie, der Unfähigkeit, Freude oder Vergnügen zu empfinden, und einem erhöhten Antriebsverlust in Verbindung gebracht wird.

Was kann man tun, um den Dopaminspiegel zu erhöhen? Auch hier ist die erste Antwort: aus der Mangelernährung rauskommen! Eine weitere Möglichkeit, den Dopaminspiegel zu erhöhen, ist körperliche Aktivität. Bei Anorexie ist das allerdings nicht angezeigt. Auch wenn regelmäßige Bewegung zur Erhöhung des Dopamin-Spiegels in Gehirnregionen, die mit Motivation und Belohnung zusammenhängen, beiträgt und das Wohlbefinden und die Stimmung verbessert.

Neben gesunder Ernährung ist ausreichend Schlaf zu nennen, da beide Wohlbefinden und Stimmung verbessern und dazu beitragen, den Dopaminspiegel zu erhöhen.

Glutamat ist ein wichtiger Neurotransmitter, der natürlicherweise im Gehirn vorkommt und bei Essstörungen wie Anorexie und Bulimie eine Rolle spielt. Er ist an der Übertragung von Nervenimpulsen beteiligt und spielt bei verschiedenen kognitiven Funktionen wie Gedächtnisbildung und Lernprozessen eine Rolle. Dieser Neurotransmitter hat übrigens nichts mit dem Geschmacksverstärker Glutamat zu tun, den du vielleicht aus der chinesischen Küche kennst.

Eine Studie zeigte, dass bei Menschen mit Anorexie höhere Glutamatkonzentrationen im Gehirn vorhanden waren als bei gesunden Kontrollpersonen, insbesondere in Gehirnregionen, die an der Regulation des Appetits und der Nahrungsaufnahme beteiligt sind. Ähnliche Ergebnisse wurden auch bei Menschen mit Bulimie gefunden. Dieser erhöhte Glutamatspiegel kann im Gehirn dazu führen, dass die Betroffenen Nahrung vermeiden oder Hemmungen gegenüber dem Essen entwickeln. Eine mögliche Erklärung dafür ist, dass die Betroffenen ein geringeres Bedürfnis nach Nahrungsaufnahme verspüren oder das Essen nicht mehr als belohnend empfinden.

Was kann man tun, um den Glutamatspiegel zu senken? Bei Anorexie oder Bulimie wird eine verbesserte Ernährung helfen, die gestörte Signalgebung im Gehirn zu normalisieren, was wiederum den Glutamatspiegel senken kann.

Es gibt eine Reihe von Nahrungsmitteln, die natürlicherweise reich an Glutamat sind, z. B. Fleisch, Sojabohnen, Tomaten, Pilze und Käse. Auch einige verarbeitete Lebensmittel wie Chips, Fast Food und Fertiggerichte enthalten Glutamat als Geschmacksverstärker. Eine Reduktion dieser Lebensmittel in der Ernährung kann dazu beitragen, den Glutamatspiegel im Gehirn zu senken.

Auch Antioxidantien können dabei helfen. Sie sind in Lebensmitteln wie Beeren, Nüssen, grünem Gemüse und Fisch enthalten.

Und last, but not least: Stressvermeidung, weil chronischer Stress den Glutamatspiegel im Gehirn erhöht. Zu empfehlen sind Methoden zur Stressreduzierung wie Meditation, Yoga und Achtsamkeit.

3 Hormonelle Veränderungen

Auch hormonelle Einflüsse und Veränderungen können eine Rolle bei der Entstehung von Essstörungen spielen. Insbesondere bei Frauen bzw. Mädchen kann ein unregelmäßiger Menstruationszyklus auf ein Ungleichgewicht in Hormonen wie Estrogen hinweisen, die für die Regulierung des Appetits und des Körpergewichts wichtig sind.

Leptin Es gibt verschiedene hormonelle Zusammenhänge, die bei Essstörungen eine Rolle spielen können. Ein weiterer wichtiger Faktor ist das Hormon Leptin, das von Fettzellen produziert wird und an der Regulierung des Appetits, des Energiestoffwechsels und der Körperzusammensetzung beteiligt ist. Ein niedriger Leptinspiegel ist ein Kennzeichen der Auszehrung und kann zu Störungen im Energiehaushalt und Stoffwechsel führen.

Ghrelin Ein weiteres Hormon, das eine Rolle bei Anorexie spielen kann, ist Ghrelin. Es wird im Magen produziert und regt den Appetit an. Bei Menschen mit Anorexie ist der Ghrelinspiegel im Blut aufgrund des teilweisen oder vollständigen Hungerns erhöht, da der Körper den Mangel an Nahrungsaufnahme auszugleichen versucht. Ghrelin kann auch bei Bulimie, Binge-Eating-Störung und Adipositas eine Rolle spielen. Eine Störung dieses Hormons kann zu Hungeranfällen und einem ungesunden Essverhalten führen.

Was kann man tun, um den Ghrelinspiegel zu senken? Kohlenhydratarme und eiweißreiche Ernährung ist das beste Mittel, um den Ghrelin-Haushalt konstant niedrig zu halten. Dadurch kommen die Hormone ins Gleichgewicht und man beugt Heißhunger Attacken vor.

4 Störungen der Magenentleerung

Gastroparese ist eine Störung des Verdauungssystems, bei der der Magen nicht vollständig entleert wird, was zu Symptomen wie Übelkeit, Blähungen, Erbrechen, und Bauchschmerzen bis hin zu einer Essstörung führen kann. Die Ursachen für Gastroparese reichen von schweren Infekten über Stoffwechselstörungen bis hin zu neurologischen Erkrankungen. Die Behandlung der Gastroparese kann von einer einfachen Veränderung der Ernährung bis hin zur Einnahme von Medikamenten oder sogar zur chirurgischen Behandlung reichen.

Das **Dumping-Syndrom** ist eine Erkrankung, bei der Nahrung zu schnell aus dem Magen in den Dünndarm gelangt und es dadurch zu unangenehmen Symptomen kommt: Bauchschmerzen, Blähungen, Durchfall, Übelkeit, Erbrechen, Schwindel, Schwitzen, Herzklopfen und Benommenheit. Diese Symptome treten in der Regel nach einer Mahlzeit auf und können bis zu drei Stunden nach dem Essen anhalten. Keine Frage, dass auch diese Erkrankung eine Essstörung nach sich ziehen kann.

„Funktionale Dyspepsie“ Eine weitere Erkrankung ist die Funktionale Dyspepsie mit Symptomen wie Schmerzen, Aufstoßen, Übelkeit oder Völlegefühl im oberen Bauchbereich. Die Ursache dieser Erkrankung ist nicht vollständig geklärt, man nimmt jedoch an, dass es zu einer Störung der Magenentleerung bei gleichzeitig erhöhter Empfindlichkeit der Magennerven kommt.

5 Stoffwechsel

Ebenso kann eine Störung im Stoffwechsel dazu führen, dass sich Essstörungen entwickeln. Insbesondere Stoffwechselstörungen wie Diabetes oder Hypoglykämie können zu unregelmäßigem Essen oder Essattacken führen. Dies möchte ich hier aber nur der Vollständigkeit halber aufführen, weil ich davon ausgehe, dass du diese möglichen Erkrankungen schon mit dem Kinderarzt geklärt und ausgeschlossen hast.

6 Neurologische Faktoren

Auch neurologische Veränderungen können dazu beitragen, dass bereits Kinder anfälliger für Essstörungen sind. Insbesondere neurologische Probleme wie Epilepsie oder ein Schädel-Hirn-Trauma können das Risiko von Essstörungen erhöhen.

Psychologische Faktoren

Essstörungen werden also, wie wir jetzt wissen, durch biologische Faktoren im Gehirn und der Genetik beeinflusst. Darüber hinaus spielen jedoch auch psychologische Faktoren eine wichtige Rolle.

1 Persönlichkeitsmerkmale

Es gibt keine einzige Persönlichkeitseigenschaft, die eine Essstörung verursacht. Punkt! Anorexie, Bulimie oder Binge-Eating kann bei Kindern mit unterschiedlichen Persönlichkeitsmerkmalen auftreten. Dennoch haben einige Studien gezeigt, dass einige Persönlichkeitsmerkmale bei erkrankten Menschen häufiger auftreten als bei solchen ohne Essstörungen:

Perfektionismus Ganz typisch für Anorexie-Erkrankte ist die Charaktereigenschaft, sehr gewissenhaft zu sein und einen extrem hohen Kontroll- und Leistungsanspruch zu haben. Diese Kinder und Jugendlichen neigen oft dazu, sehr hohe Ansprüche an sich selbst zu stellen und ihr Äußeres sowie ihr Gewicht und ihre Ernährung überaus streng zu kontrollieren.

Disziplin Kinder mit Anorexie haben oft eine hohe Disziplin und Leistungsbereitschaft, was dazu beiträgt, dass sich die Erkrankung hartnäckig halten kann. Mit dieser Stärke kontrollieren sie ihr Gewicht, zwingen sich zu Sportübungen, unterkühlen sich und halten sich rigoros an ihre Diätpläne.

Zwanghaftigkeit Kinder und Jugendliche mit Anorexie/Bulimie können zwanghaft und kontrolliert sein. Sie haben oft Schwierigkeiten, die Kontrolle abzugeben und können sich oft unflexibel verhalten. Im Gegensatz zum Perfektionismus sind Zwänge unerwünschte und zwanghafte Gedanken und Verhaltensweisen, die nicht willentlich kontrolliert werden können.

Introvertiertheit Anorexie-erkrankte Kinder sind eher zurückhaltend und introvertiert und haben eher Schwierigkeiten, ihre Gefühle und Bedürfnisse auszudrücken.

Anpassung Häufig verhalten sich Kinder und Jugendliche ihrer Familie und Umwelt gegenüber überangepasst.

Emotionaler Rückzug Kinder und Jugendliche, die an Essstörungen leiden, können Schwierigkeiten haben, mit unangenehmen oder intensiven Emotionen umzugehen, was dazu führen kann, dass sie sich zurückziehen und versuchen, ihre Emotionen zu vermeiden. Dies kann zu Blockaden führen, die es schwieriger machen, angemessen auf Emotionen zu reagieren und sich gegebenenfalls Hilfe zu suchen.

Geringes Selbstwertgefühl Dieses Thema betrifft fast alle Kinder und Jugendlichen, die an einer Essstörung leiden. Sie sind häufig überaus selbstkritisch und verfügen eher über ein geringes Selbstwertgefühl. Sie sind sehr schnell in der persönlichen eigenen Abwertung, insbesondere aufgrund ihres Körpergewichts und ihres Aussehens. Bei Binge-Eating kann eine Rolle dabei spielen, dass sie mit Essen Trost suchen oder sich selbst belohnen.

2 Verhaltensauffälligkeiten

Kinder und Jugendliche, die ein impulsives Verhalten oder OCD haben, können ein höheres Risiko für Essstörungen haben. OCD steht für „Obsessive-Compulsive Disorder" und bezieht sich auf eine Störung, bei der Kinder und Jugendliche wiederkehrende, unerwünschte

Gedanken (Obsessionen) haben, die von Zwangshandlungen oder -ritualen (Compulsions) begleitet werden, die in der Regel dazu dienen, die Angst und Belastung zu lindern, die durch die obsessiven Gedanken ausgelöst werden.

Es ist selbstredend, dass nicht alle Merkmale bei allen erkrankten Kindern und Jugendlichen auftreten. Aber vielleicht kannst du mit einem geschärften Blick dein Kind nun noch einmal betrachten oder es hat beim Lesen schon an der einen oder anderen Stelle einen Aha-Effekt gegeben.

Ich habe die unterschiedlichen Persönlichkeitsmerkmale dem Typus der Anorexie, Bulimie und dem Binge-Eating versucht zuzuordnen. Ein überaus deutlicher Unterschied besteht in einem angepassten oder rebellischen Verhalten. Was genau ich damit meine, möchte ich dir folgend erklären.

Jugendliche mit Bulimie weisen in der Regel ein rebellischeres und weniger angepasstes Verhalten auf als Kinder mit Anorexie. Sie können ein impulsiveres und emotionaleres Verhalten zeigen, was sich in unangemessenen Reaktionen auf Situationen zeigen kann. Sie können beispielsweise ausflippen oder jähzornig werden, wenn sie sich in einer Situation befinden, die für sie unangenehm oder schwierig ist.

Auch bei sozialen Aktivitäten zeigen sie häufig ein intensiveres Verhalten als Jugendliche mit Anorexie. Sie sind eher extrovertierter, haben viele Freunde und sind gerne in Gesellschaft anderer Menschen. Trotzdem kann ihr soziales Leben auch ein wenig oberflächlich sein, da sie aufgrund ihrer impulsiven und unsteten Persönlichkeit Schwierigkeiten haben können, engere Freundschaften aufzubauen.

Ein weiterer wichtiger Punkt ist, dass Jugendliche mit Bulimie ein höheres Risiko für riskantes Verhalten wie Alkohol- und Drogenmissbrauch, Rauchen und Sexualität aufweisen. Dies kann darauf zurückzuführen sein, dass sie eher bereit sind, Risiken einzugehen und Impulsen nachzugeben, ohne die langfristigen Konsequenzen zu bedenken.

Insgesamt ist es wichtig zu beachten, dass nicht alle Jugendlichen mit Bulimie die gleichen Persönlichkeitsmerkmale aufweisen und dass die Ausprägungen von Kind zu Kind unterschiedlich sein können.

3 Emotionale Probleme

Emotionale Probleme wie Depressionen, Angstzustände, Stimmungsschwankungen und Zwangsstörungen können dazu führen, dass dein Kind unter Essstörungen leidet, um Ängste und Verunsicherungen zu kontrollieren.

4 Traumata

Es gibt mehrere Arten von Trauma: Schocktrauma, das durch ein einzelnes belastendes Ereignis wie einen Unfall entsteht, und Komplextrauma, das auf einer anhaltenden Belastung über einen längeren Zeitraum beruht. Bindungs- und Entwicklungstrauma fallen in die Kategorie des Komplextraumas. Es gibt noch weitere Arten von Traumata, auf die hier jedoch nicht weiter eingegangen werden soll.

Die Auswirkungen von Traumata auf Kinder und Jugendliche können sehr vielfältig und in verschiedenen Lebensphasen unterschiedlich ausgeprägt sein:

- Angst- und Panikattacken
- Depressionen
- Vermeidungsverhalten
- Aggressionen und andere Verhaltensauffälligkeiten
- Schwierigkeiten im sozialen Umgang mit anderen Kindern
- Schwierigkeiten in der Schule, Konzentrationsschwierigkeiten und schlechte Noten
- Körperliche Beschwerden wie Kopfschmerzen oder Übelkeit
- Essstörungen

Zum besseren Verständnis möchte ich die verschiedenen Traumata noch einmal voneinander unterscheiden.

Schocktrauma Oft wird Trauma mit einem Schocktrauma (einem einmaligen Ereignis) in Verbindung gebracht und bezieht sich häufig auf eine Erfahrung, die mit einer ungewöhnlichen oder lebensbedrohlichen Bedrohung einhergeht. Die betroffene Person hat für diese Erfahrung keine angemessene Bewältigungsstrategie.

Häufig denken wir hier an Ereignisse in der Kategorie eines Unfalls oder Flugzeugabsturzes. Aber es muss sich nicht immer um solch extreme Ausnahmesituationen handeln. Im Falle einer Emetophobie z. B. kann dieses Ereignis eine Situation sein, die in irgendeiner Form mit Erbrechen zu tun hat. Das Kind erlebt sich in dieser Situation hilflos, ohnmächtig und ausgeliefert.

Das Problem liegt darin, dass das Kind aufgrund seiner Entwicklung oder der Reaktion im Umfeld überfordert ist und die Reaktion nicht abschließen kann, was dazu führt, dass die bereitgestellte Energie (= Stress) im Körper verbleibt und später zu verschiedenen Symptomen führen kann.

Essstörungen können einen emotionalen Hintergrund haben, der auf solchen traumatischen Erlebnissen beruht. Manche Kinder und Jugendliche, die an Essstörungen leiden, haben körperliche oder seelische Extremerfahrungen gemacht, die sie tief verletzt haben. Kinder und Jugendliche, die sexuellen oder emotionalen Missbrauch erfahren haben, können ungesunde Essverhaltensweisen entwickeln, um ihr Trauma zu verarbeiten, sozusagen als Bewältigungsmechanismus. Diese Erfahrungen finden häufig in der Kindheit statt, wie z. B. Vernachlässigung oder Verlust enger Bezugspersonen, aber auch Mobbing oder eben sexueller Missbrauch.

Für die Kinder kann die Regulierung ihres Essverhaltens dann ein Versuch sein, überwältigende Empfindungen wie Demütigung oder Ohnmacht zu beherrschen. Durch die Manipulation des eigenen Körpers versuchen sie, wenigstens einen Teil ihres Lebens unter Kontrolle zu haben. Dies führt oft zu einem ständigen Kampf mit sich selbst und dem Essen, der die Kinder und Jugendlichen immer weiter in ein ungesundes Verhaltensmuster treibt.

Bindungs- und Entwicklungstrauma Es gibt verschiedene Arten von Bindungen, die auf verschiedenen Erfahrungen und Umständen des Kindes beruhen. Eine sichere Bindung zeichnet sich durch ein Gefühl von Sicherheit und Vertrauen aus, während unsichere Bindungen oft durch ein hohes Maß an Angst, Unsicherheit und Verwirrung geprägt sind. Eltern können eine gesunde Bindung zu ihren Kindern aufbauen, indem sie auf ihre Bedürfnisse und Signale achten, liebevoll reagieren, Grenzen setzen und eine vertrauensvolle Beziehung aufbauen. Eine solche Bindung ist wichtig für das Selbstwertgefühl, die Sicherheit und das Wohlbefinden des Kindes. Erlebt das Kind die Bindung aber als nicht sicher, übernimmt es unterbewusst häufig die Verantwortung dafür, dass die Bindung trotzdem gelingt. So bilden sich Glaubenssätze, die das Kind stark verinnerlicht. Einer könnte sein „Ich falle zur Last", wenn das Kind z. B. auf eigene Wut Ablehnung erfährt und sich daraufhin „entschließt", keine Wut mehr zu zeigen und sich anzupassen.

Ein Bindungs- oder Entwicklungstrauma entsteht während der ersten Lebensjahre, in denen die Bindung existenziell wichtig ist. Die Bindungstheorie geht davon aus, dass das Bindungsmuster und der Bindungstyp, den ein Mensch entwickelt, auf der Art und Weise basieren, wie seine Eltern auf seine Signale und Bedürfnisse reagieren. Wenn ein Kind in einer Umgebung aufwächst, in der seine Bedürfnisse nicht ausreichend erfüllt werden – sei es aufgrund von Vernachlässigung, emotionaler oder physischer Misshandlung oder unvorhersehbaren Reaktionen – kann dies zu einer unsicheren Bindung führen.

Traumatische Erfahrungen wie eine Trennung von der Bezugsperson oder emotionale Vernachlässigung können tiefgreifende Folgen für die Entwicklung des Kindes haben, die sich unter Umständen erst Jahre oder Jahrzehnte später zeigen. Bindungs- und Entwicklungstraumata können dazu führen, dass Kinder und Jugendliche Schwierigkeiten haben, sich mit anderen Menschen zu verbinden. Obwohl sie den Wunsch nach Kontakt haben, ist dieser oft von Angst geprägt. Aus diesem Grund fühlen sich viele von ihnen im Alleinsein sicherer.

Während das Entwicklungstrauma sich auf einschneidende Belastungen in den ersten Lebensjahren bezieht, geht es beim Bindungstrauma um Störungen in der Beziehung zur Bezugsperson, die das Kind hindern, eine sichere Bindung zu erleben. Das Trauma entsteht in dem Bindungssystem, in dem das Kind lebt, meistens seiner Familie. Ursachen sind Zurückweisung, Ablehnung oder auch Gewalt. Aber auch andere Bindungssysteme oder Peer Groups können Auslöser sein, wie Mobbing in einer Schulklasse oder Abwertungen in einem Sportverein. Eine Bindungsstörung wirkt sich immer auch auf die Entwicklung aus, da beide untrennbar miteinander verbunden sind.

Einige Studien haben gezeigt, dass Kinder mit unsicheren Bindungen eine höhere Wahrscheinlichkeit haben, Essstörungen zu entwickeln. Menschen mit Bindungstrauma können Essstörungen zur Selbstregulation und Ausschaltung emotionaler Schmerzen ausüben. Essstörungen können auch Empfindungen von Angst und Hilflosigkeit reduzieren.

Ein Kind oder Jugendlicher mit Bindungstrauma kann Schwierigkeiten haben, auf die eigenen Körpersignale zu achten und das natürliche Essverhalten des Körpers zu regulieren. Stattdessen versucht das Kind den Körper durch strenge Diäten oder anderes ungesundes Essverhalten zu kontrollieren.

Soziokulturelle Faktoren und Familie

Soziale Medien, familiäre und kulturelle Erwartungen, sozialer Druck und ungesunde Beziehungen können auch dazu beitragen, dass sich dein Kind in Richtung einer Essstörung entwickelt.

Schlankheitswahn

Die idealisierten Schönheitsstandards unserer Gesellschaft und insbesondere in den sozialen Medien, im TV z. B. bei Germanys Next Topmodel (GNTM), können dazu führen, dass Kinder und Jugendliche ein gestörtes Körperbild entwickeln und ungesunde Ernährungsgewohnheiten annehmen, um diesen Standards zu entsprechen.

Diätkultur

Die Besessenheit von besonderen Ernährungsformen und Diäten, extreme – wie z. B. exzessiv verstandene – vegane Ernährung und Dünnheitswahn können dazu führen, dass Kinder und Jugendliche ungesunde Ernährungsgewohnheiten entwickeln, Kalorien einschränken oder sich von bestimmten Nahrungsmitteln ausschließen.

Geschlechterrollen

Gott sei Dank hat sich die Geschlechterrolle in unserer Gesellschaft in den letzten Jahrzehnten deutlich verändert, aber es gibt noch immer viele traditionelle Vorstellungen und Stereotypen, die mitschwingen. Geschlechterrollen in unserer Gesellschaft können dazu führen, dass vor allem Mädchen ein gestörtes Körperbild entwickeln und versuchen, einem schlanken Idealbild zu entsprechen.

Familie und Peer-Gruppen

Familiäre Erwartungen und Überbewertungen bestimmter vermeintlich positiver Eigenschaften wie Schlankheit und Disziplin können dazu führen, dass Kinder und Jugendliche ein gestörtes Körperbild entwickeln. Familie und Freunde können durch ihre Erwartungen und Kommentare zum Körpergewicht dazu beitragen, dass Kinder ein gestörtes Körperbild entwickeln. „Nadine war schon immer ein bisschen stabiler als ihre Schwester“ – „Laura, du bist mein Moppelchen“ – „Melli hat wirklich eine schöne, schlanke Taille“: Manchmal ist es nur ein einziger Satz, manchmal die ständige Wiederholung. Solche Sätze können sich im Unterbewusstsein so einbrennen, dass sie zu einem festen und unverrückbaren Glaubenssatz werden, der das Denken und Handeln bestimmt.

Ungesunde Beziehungen
Kinder und Jugendliche in ungesunden oder toxischen Beziehungen können ein gestörtes Körperbild entwickeln, um den Erwartungen ihrer Eltern oder ihrer Peers zu entsprechen.

Auch wenn ich mich wiederhole, es ist mir wichtig zu betonen, dass eine Essstörung selten durch einen einzelnen Aspekt verursacht wird und oft eine Kombination von vielen verschiedenen Faktoren hat. Häufig sind Beziehungsprobleme in der Familie nicht der Grund, sondern eine Folgeerscheinung von Essstörungen bei Jugendlichen.

Fazit Bei all diesen vielfältigen Faktoren und Einflüssen gibt es dennoch berechtigte Hoffnungen auf eine gute und ganzheitliche Heilung einer Essstörung. Der Weg zur Genesung erfordert jedoch Zeit, Geduld und Unterstützung. Die Etablierung einer gesunden Ernährungsweise und eines gesunden Körpergewichts, eingebettet in ein therapeutisches Umfeld, in dem dein Kind lernen kann, schädliche Gedanken und Verhaltensweisen zu überwinden, ist entscheidend für seine Heilung.

Wichtig für dich als betroffener Elternteil: Die Essstörung deines Kindes zu überwinden, kann eine emotionale Achterbahnfahrt sein. Die Gedanken und Gefühle, die das Verhalten deines Kindes angetrieben haben, lassen sich manchmal nur schwer lösen und der Entzug von Essstörungen kann eine schwierige Reise sein. Aber die Symptome können geheilt werden und es ist für dein Kind möglich, ein glückliches und gesundes Leben zu führen.

Mithilfe des Supports von Ärzten, Therapeutinnen, Ernährungsberatern und Unterstützungsgruppen wirst du Wege finden, das Selbstwertgefühl deines Kindes zu stärken und die emotionalen Gründe für seine Essstörung zu verstehen. Ihr werdet als Familie gemeinsam daran wachsen. Dabei ist jeder Schritt, jede kleine Verbesserung ein wichtiger Erfolg auf dem Weg zur Genesung.

Das sind mögliche Auslöser

Wir haben erkannt, dass es viele unterschiedliche Bedingungen und Zusammenhänge gibt, die das Risiko einer Essstörung erhöhen können. Wenn zu dieser Anfälligkeit dann ein wirksamer Faktor hinzukommt, kann dies eine Essstörung auslösen.

Stress spielt immer mit

Die Auslöser für eine Essstörung können ganz unterschiedlicher Natur sein, eines ist ihnen aber gemeinsam: Es hat immer etwas mit einer Form von Stress zu tun. Einige Beispiele sind:

- Tod eines Angehörigen oder Freundes, aber auch eines Haustiers
- Pubertät, Schulstress, Mobbing oder Body-Shaming
- Orts- oder Schulwechsel, Schwierigkeiten im Freundeskreis oder Differenzen in der Familie
- Schwere Traumata
- Eine Diät!
- Eine Erkrankung, wegen der die Nahrungsaufnahme vorübergehend eingeschränkt war, z. B. Zahnoperationen, Mundfäule, ein längerer Infekt etc.
- Letztendlich ist als ein Auslöser auch der Lockdown während der Coronapandemie zu nennen.

Genetische Vorbedingung ist entscheidend

Natürlich entwickelt nicht jedes Kind, das in der Schule gemobbt wird oder Schwierigkeiten in der Familie hat oder eine Diät macht, eine Essstörung. Jedes Kind reagiert anders. Und hier kommt jetzt – und das ist wirklich ganz wichtig – die genetische Vorbedingung mit in die Waagschale zu all den anderen Vorbedingungen, die ich bereits aufgeführt habe.

Ein Kind mit einer genetischen Vorbedingung wird höchstwahrscheinlich eine Essstörung entwickeln. So wie z. B. ein Kind, das mit einer genetischen Veranlagung zu der Ausprägung einer Neurodermitis geboren wurde, auf auslösenden Stress wahrscheinlich mit einem Neurodermitis-Schub reagiert.

Pubertät ist häufig ein Auslöser

Das Einsetzen der Pubertät wird tatsächlich als ein häufiger Auslöser genannt. In dieser Phase des Lebens kämpft dein Kind mit vielen neuen Herausforderungen, darunter den körperlichen Veränderungen, der Erkundung der Sexualität und der Entwicklung von Beziehungen zu Gleichaltrigen und Erwachsenen. Der Druck, einem idealen Körperbild zu entsprechen, kann in dieser Zeit besonders hoch sein und zu Unzufriedenheit und einem gestörten Körperbild führen.

Jugendliche in dieser Entwicklungsphase können auch Schwierigkeiten haben, ihre Emotionen und Bedürfnisse angemessen auszudrücken und zu regulieren, da sie noch relativ unreif sind. Dies kann dazu führen, sich auf den eigenen Körper zu konzentrieren, um mit emotionaler Belastung umzugehen oder eine Form von Kontrolle auszuüben.

Body-Shaming beeinträchtigt den Selbstwert

Zudem erfahren auch immer mehr Kinder und Jugendliche Body-Shaming als eine Art von Mobbing oder Diskriminierung, bei der sie aufgrund ihres Körpergewichts, ihrer körperlichen Größe, Form,

Hautfarbe oder anderer körperlicher Merkmale diskriminiert oder kritisiert werden. Das kann sich auf absichtliche Beleidigungen oder Verletzungen beziehen, aber auch auf subtilere Bemerkungen oder Handlungen, die ihr Selbstwertgefühl beeinträchtigen. Body-Shaming kann zu vielen negativen Konsequenzen führen, einschließlich einem verringerten Selbstwertgefühl und negativem Körperbild sowie Essstörungen. Die Kritik am Körper und der Druck, der vermeintlich „idealen" Körperform zu entsprechen, können zu einem erhöhten Risiko für Depressionen, Ängsten und sozialer Isolation führen.

Seit der Pandemie begegnet mir in der Praxis aber sehr häufig der Fall, dass eigentlich alles „tutti" zu Hause ist. Mir begegnen Familien und Jugendliche, auf die die bekannten Auslöser augenscheinlich erst einmal nicht zutreffen! Die weder von Schwierigkeiten innerhalb der Familie noch im Freundeskreis berichten, noch gibt es Traumata, Schulwechsel oder irgendetwas Ähnliches. Wenn ich dann tiefer ins Gespräch komme, dann ist es in diesen Fällen häufig das fehlende soziale Umfeld, die daraus resultierende Langeweile und die dann folgende exzessive Beschäftigung mit den sozialen Medien.

Die Entwicklung nahm dann häufig wie folgt ihren Lauf: Es begann vielleicht mit einer gesünderen Ernährungsphase, mit dem Verzicht auf Zucker und süße Getränke, was vielleicht sogar von den Eltern befürwortet wurde. Und häufig entwickelte sich in der Folge dann eine Diät. Oder zwei Freundinnen machen gemeinsam eine Diät, die eine Freundin fängt irgendwann einfach wieder „normal" an zu essen, für die andere war die Diät der Einstieg in eine Essstörung.

Kontrolle und perfektes Körperbild

Dieses oft einschränkende Essverhalten ist auf Kontrolle und das Ziel abzunehmen ausgerichtet. Es kann aber schnell zu einem gestörten Essverhalten führen. Der Drang nach Kontrolle und das Streben nach einem perfekten Körperbild können obsessiv werden und zu körperlichen Schäden und emotionalen Belastungen führen.

Es ist für dich als Elternteil unumgänglich, ein Gleichgewicht zu finden, indem du einen gesunden Lebensstil förderst und gleichzeitig den individuellen Selbstausdruck und die Persönlichkeit deines Kindes unterstützt. Eltern sollten Kinder und Jugendliche dazu ermutigen, ihre Interessen, Hobbys und Leidenschaften zu verfolgen, ohne dass sie dabei unrealistische oder ungesunde Körperbilder anstreben. Ein positives Körperbild und ein gesunder Lebensstil sollten als Teil eines ganzheitlichen Wohlbefindens gefördert werden.

Aus meiner Praxis: Mutter einer Patientin, Rebecca, 15 Jahre
Als unsere Tochter zehn Jahre alt war, wurde bei ihr die Autoimmunkrankheit Zöliakie diagnostiziert, voraus gingen mehrere Monate, in denen sie unter starken Bauchschmerzen und Übelkeit litt. Nach Diagnose und Ernährungsumstellung, die bei der Zöliakie sehr tief in das alltägliche Leben eingreift, erfolgte jedoch nicht die erhoffte und von den Ärzten prognostizierte schnelle Genesung. Im Gegenteil, unsere Tochter verwandelte sich vor unseren Augen innerhalb kürzester Zeit von einer energischen, selbstbewussten und sozial integrierten Ronja Räubertochter zu einem ängstlichen, blassen und dünnen Kind, das mit fehlendem Selbstbewusstsein, später auch mit Mobbing in der Schule und zunehmender Schwäche bis hin zu Kreislaufzusammenbrüchen zu kämpfen hatte.
Wir gingen lang davon aus, dass diese Entwicklung mit der Zöliakie zusammenhing, auch ordneten wir ihre Äußerungen hinsichtlich Übelkeit und Angst vor dem Erbrechen zu den Nebenwirkungen ihrer Autoimmunkrankheit. Immer mehr litt jedoch auch unser Familienleben darunter, indem nicht nur Flug- oder Schiffsreisen zu unüberwindbaren Hindernissen wurden, sondern auch Bus- oder Autofahrten und gesellschaftliche Ereignisse, wie z. B. Familienfeiern. Besonders die Angst vorm Alleinsein ohne uns Eltern und davor, sich dann erbrechen zu müssen, schränkte das Leben meines Mannes und mir in einem immer höheren Maße ein.
Meine Gefühle waren in dieser Zeit vor allem von großer Sorge und Angst geprägt, ich bekam Panikattacken und Schlafprobleme, insbe-

sondere weil mein Kind immer blasser und dünner wurde. Ich fürchtete um ihr Leben, dachte, sie würde unter einer unheilbaren Variante der Zöliakie leiden. Die Ärzte konnten uns nicht helfen, auch nicht eine Verhaltenstherapeutin, zu der unsere Tochter über ein Jahr lang wöchentlich ging, nachdem wir im Internet auf die Diagnose Emetophobie gestoßen waren. Immer noch sahen wir die Hauptursache jedoch in ihrer Autoimmunerkrankung und die Phobie als Folge dieser. Noch heute fällt es in der Rückschau schwer, beides klar voneinander zu trennen und in Ursache und Wirkung zu teilen. Bewusst ist uns jedoch erst heute, dass die Emetophobie einen viel größeren Raum einnahm, als wir eigentlich dachten.

Das Gefühl der Hilflosigkeit und der Unmöglichkeit, die Ängste rund um das Thema Erbrechen nachempfinden zu können, führt in manchen Situationen sogar zu Unverständnis bis hin zu Wut und Frustration. Am schlimmsten jedoch war die panische Angst davor, dass unser Kind uns vor den eigenen Augen verhungert, ohne dass wir etwas dagegen tun können. Was für eine schreckliche Zeit!

Auf einer Internetseite stieß ich auf Martina Effmert. Schon nach der ersten Behandlung, insbesondere nach der Hypnose, brach eine neue Zeit an, worüber wir heute noch unendlich dankbar sind. Schon wenige Monate danach hatte unsere Tochter mehrere Kilo zugenommen, mittlerweile ist sie ein 15-jähriges Teeniemädchen, das souverän mit seiner Zöliakie umgeht und sowohl Lebensfreude als auch Selbstbewusstsein wiedergefunden hat.

Mythen und Risikofaktoren

Wenn dein Kind an einer Essstörung erkrankt ist, dann wirst du zwangsläufig in der Familie, deinem Freundeskreis oder auch im Arbeitsumfeld mit dem einen oder anderen Mythos konfrontiert werden. Es kann schwierig sein, Tatsachen und Fakten von Mythen und Halbwahrheiten zu unterscheiden, insbesondere wenn es um ein so sensibles und schwerwiegendes Thema geht.

Mythen sind nutzlos und schädlich

Indem wir die Mythen rund um Essstörungen brechen, können wir dazu beitragen, das Bewusstsein von uns allen für diese schwere Erkrankung zu schärfen. Denn nur wenn wir vollständig verstehen, was Essstörungen sind und wie sie sich auf unsere betroffenen Kinder auswirken, können wir sie auch angemessen unterstützen und behandeln. Es geht hierbei nicht nur um einen Austausch von Fakten, sondern auch darum, Mitgefühl und Verständnis für die Kinder und Jugendlichen zu zeigen, um ihre Situation besser nachvollziehen zu können. Lass uns gemeinsam gegen Mythen, Vorurteile und Tabus rund um Essstörungen ankämpfen und stattdessen eine Kultur der Akzeptanz und Unterstützung aufbauen!

„Essstörungen sind doch nur eine Modeerscheinung."

Nein! Essstörungen sind keine willentliche Entscheidung oder Modeerscheinung, sondern komplexe psychische Erkrankungen, die durch eine Kombination von biologischen, sozialen und psychologischen Faktoren ausgelöst werden.

„Essstörungen sind nur auf das Aussehen bezogen."

Nein! Obwohl Essstörungen oft mit Körperbildproblemen in Verbindung gebracht werden, beeinflussen sie auch andere Aspekte des Lebens wie Beziehungen, schulische Laufbahn und psychische Gesundheit. Essstörungen können schwerwiegende Auswirkungen auf das Selbstwertgefühl und die Fähigkeit, soziale Kontakte aufrechtzuerhalten, haben.

„Im Grunde genommen ist doch nur das Essen das Problem."

Nein! Für Kinder und Jugendliche mit einer Essstörung ist dies tatsächlich die Lösung. Für sie wird das Essen zu einem zentralen

Aspekt ihres Lebens – als Möglichkeit, ihre emotionalen und psychischen Bedürfnisse zu erfüllen oder als Komfortzone. Oft sind Essstörungen ein Versuch, mit schwierigen Gefühlen wie Angst, Traurigkeit oder Geringwertigkeit umzugehen. Zudem hat das betroffene Kind ein Bedürfnis nach Kontrolle, welches durch eine essgestörte Lebensweise befriedigt werden kann. Daher ist es wichtig zu verstehen, dass die Essstörung ein Symptom für tiefgreifende emotionale und psychologische Probleme sein kann, und das bloße Verändern des Essverhaltens normalerweise nicht ausreicht, um die betroffene Person vollständig zu heilen. Die zugrunde liegenden Themen wie Selbstbild, Selbstwertgefühl und Kontrollbedürfnisse müssen auch angegangen werden, um eine erfolgreiche Genesung zu unterstützen.

In vielen Fällen kann die Essstörung für viele Jahre als Schutzmechanismus dienen. Die Kontrolle des Essverhaltens gewährt den erkrankten Kindern und Jugendlichen ein gewisses Sicherheitsgefühl und dient als Bewältigungsstrategie für Stress.

„Nur Menschen mit Anorexie haben ein Problem."

Nein! Tatsächlich gibt es viele verschiedene Arten von Essstörungen, einschließlich Bulimie, Binge-Eating-Störung, orthorektische Störung und viele weitere. Jede dieser Essstörungen hat unterschiedliche Symptome und Auswirkungen auf die Gesundheit und das Leben.

„Anorexie ist eine psychosomatische Störung, das Kind weigert sich sozusagen nur, erwachsen zu werden."

Nein! Ein weitverbreiteter Irrtum besagt, dass Kinder und Jugendliche, die an Anorexie leiden, darum kämpfen, kindlich zu bleiben und Angst vor dem Erwachsenwerden haben (sogenanntes „Peter-Pan-Syndrom"). Jedoch zeigen Studien, dass diese Behauptungen nicht bestätigt werden können. Auch wenn die Angst vor dem Erwachsenwerden möglicherweise eine Folge von Essstörungen sein kann, hat sie keinen charakteristischen Ursprung.

„Mehr zu essen ist doch nicht so problematisch."

Nein! Wenn sich länger anhaltende Verhaltensmuster, die auf extremes Essen abzielen, zeigen, können dies Anzeichen für eine Essstörung sein. Es ist wichtig, diese Verhaltensmuster ernst zu nehmen und eine frühe Diagnose und Behandlung anzustreben, um die Möglichkeit von schwerwiegenden körperlichen und psychischen Folgen zu minimieren.

„Das ist doch nur ein starker oder fehlender Wille bezüglich des Essens."

Klares Nein! Die Herausforderungen bei Essstörungen können nicht durch Willenskraft und Anstrengung allein überwunden werden. Es handelt sich um erlernte Verhaltensmuster, die dazu dienen, belastende Gefühle zu unterdrücken und zu betäuben.

„Menschen mit Essstörungen haben keine Disziplin – man muss sich doch nur ein bisschen anstrengen."

Nein – auch das stimmt nicht! Es ist wichtig zu verstehen, dass Menschen mit Essstörungen keineswegs einfach nur unfähig oder undiszipliniert sind. Tatsächlich erfordert es ein enormes Maß an Disziplin und Kontrolle, um mit den Herausforderungen einer Essstörung umzugehen.

Viele betroffene Kinder erleben einen hohen Leistungsdruck und haben ein starkes Bewusstsein für das eigene Körperbild und die Kontrolle über das Essverhalten. Die Ansicht, dass Essgestörte einfach ein bisschen mehr Disziplin brauchen, ist nicht nur falsch, sondern auch schädlich, da sie dazu führen kann, dass Betroffene sich selbst die Schuld geben und weiterhin in ihrem Verhalten verharren.

„Essstörungen haben nur etwas mit Gewicht zu tun, und am Gewicht kann man auch feststellen, ob jemand eine Essstörung hat."

Nein, nein, nein! Es gibt auch die Anorexie ohne Untergewicht. Sie wird auch als atypische Anorexie bezeichnet und ist eine Form der Essstörung, die oft übersehen oder falsch diagnostiziert wird. Sie kommt häufiger bei Menschen mit höherem Ausgangsgewicht vor, die jedoch trotzdem versuchen, ihr Gewicht signifikant zu reduzieren.

Es ist wichtig zu verstehen, dass Anorexie ohne Untergewicht genauso ernsthaft ist wie klassische Anorexie und das potenziell schwerwiegende körperliche und psychische Auswirkungen hat. Betroffene können sich in einer endlosen Spirale aus negativen Gedanken und Verhaltensweisen befinden, die dazu führen, dass sie ihre Essgewohnheiten und ihr Körpergewicht kontrollieren, auch wenn sie bereits untergewichtig sind.

Und nicht zu vergessen: Auch sehr viele an Bulimie erkrankte Jugendliche können ganz normalgewichtig sein.

„Essstörungen sind nur ein Versuch, Aufmerksamkeit zu bekommen."

Nein! Obwohl es stimmt, dass Kinder und Jugendliche mit Essstörungen oft ein hohes Maß an Aufmerksamkeit und Unterstützung benötigen, um ihre Erkrankungen zu überwinden, ist es ein Trugschluss zu glauben, dass sie die Essstörung haben, um Aufmerksamkeit zu erhalten. Ganz sicher kann diese Erkrankung auch ein Schrei nach Aufmerksamkeit sein, nach dem Motto, „Siehst *du* nicht, wie schlecht es mir geht? Wie viel muss ich denn noch abnehmen oder zunehmen, bis es einer sieht?". Aber ganz viele Kinder und Jugendliche verheimlichen und verstecken ihre Erkrankung, weil sie keine Aufmerksamkeit möchten.

„Kinder und Jugendliche mit einer Essstörung sind sehr egoistisch."

Klares Nein! Oft liegt der Entwicklung von Essstörungen eine tiefe Unzufriedenheit mit sich selbst zugrunde, was zu einem sehr geringen Selbstwertgefühl führen kann. Kinder und Jugendliche können so in ihrem eigenen inneren Konflikt gefangen sein, dass sie Schwierigkeiten haben, die Geschehnisse um sie herum wahrzunehmen oder angemessen darauf zu reagieren. Mit anderen Worten, sie können aufgrund ihrer Selbstbeschäftigung einen Tunnelblick entwickeln, der sie von ihrer Umwelt abschirmt.

„Die Essstörungen ist doch nur eine vorübergehende Phase."

Nein! Das ist leider ein Satz, den ich sehr häufig vor allem von Vätern höre. Sie gehen davon aus, dass sich diese vorpubertäre oder pubertäre Phase von ganz allein wieder gibt und dass die Mutter möglicherweise überdramatisiert. – Ein deutliches Nein!

„Essstörungen sind doch eigentlich ganz einfach zu behandeln. Man kann doch eigentlich einfach aufhören, weniger oder mehr zu essen. Zur allergrößten Not geht das Kind halt mal für ein paar Wochen in die Klinik."

Nein! Dieser Mythos ist leider weitverbreitet, aber falsch. Essstörungen sind komplexe psychische Erkrankungen, die oft tiefgreifende psychologische, emotions- und beziehungsbedingte Probleme widerspiegeln. Es ist ein Irrtum zu glauben, dass es so einfach ist, die Erkrankung zu behandeln, indem man einfach mehr oder weniger isst oder in eine Klinik geht.

Während der Aufenthalt in einer Klinik oft ein wesentlicher Bestandteil der Behandlung einer Essstörung sein kann, ist es nur ein Teil eines umfassenden und langfristigen Behandlungsplans. Erfolgreiche Behandlungen erfordern in der Regel eine integrative Herangehensweise, die darauf abzielt, Betroffene körperlich, psychisch und emotional zu unterstützen.

Für eine wirksame Behandlung ist es erforderlich, nicht nur die Symptome anzugehen, sondern auch die zugrunde liegenden Faktoren, die zur Entstehung der Essstörung beitragen. Dies kann bedeuten, dass man sich auf eine Vielzahl von Behandlungsformen konzentriert, einschließlich kognitiver Verhaltenstherapie, Familientherapie, Ernährungsberatung und Medikation. Der Prozess der Genesung erfordert eine kontinuierliche und langfristige Unterstützung und damit einhergehend auch geeignete und individuelle Betreuung.

Liebes Elternteil, ich bin mir sicher, dass du spätestens jetzt weißt, dass die Essstörung deines Kindes eine sehr ernsthafte Erkrankung ist, die gefährliche medizinische Auswirkungen haben kann. Es ist möglich, dass du die frühen Anzeichen einer Essstörung bei deinem Kind nicht erkennst. Deshalb lies die folgenden Seiten intensiv und gründlich. Denn sogar, wenn du dir der Warnsignale bewusst bist, zögerst du möglicherweise zu lange einzugreifen, weil du Angst hast, die Situation dadurch zu verschlimmern. Ich bitte dich jedoch dringend, frühzeitig einzugreifen, da Essstörungen chronisch werden. Sie können sogar wie schon beschrieben tödlich verlaufen, wenn sie nicht rechtzeitig behandelt werden. Bitte nimm diese Warnung ernst und suche professionelle Hilfe, wenn du vermutest, dass dein Kind eine Essstörung hat.

Kinder und Jugendliche können unabhängig von ihrer Herkunft, Geschlecht, Ethnizität oder Kultur von Essstörungen betroffen sein.

Merkmale und Risikofaktoren

Es gibt bestimmte Merkmale oder Risikofaktoren, die das Risiko für die Entwicklung einer Essstörung bei Kindern und Jugendlichen erhöhen können:

Familienanamnese Wenn es in der Familie bereits Fälle von Anorexie oder anderen Essstörungen gibt, besteht ein höheres Risiko, selbst eine Essstörung zu entwickeln.

Kulturelle Faktoren In Kulturen, in denen ein schlanker Körper als Ideal angesehen wird, besteht ein höheres Risiko für Anorexie und Bulimie.

Persönlichkeit Kinder und Jugendliche mit einem hohen Maß an Perfektionismus, niedrigem Selbstwertgefühl, Schwierigkeiten bei der Selbstregulation und Anpassungsschwierigkeiten haben ein höheres Risiko für die Entwicklung von Anorexie und Bulimie. Hierzu gebe ich dir im Kapitel „Ist dein Kind ein Typ für eine Essstörung?“ ab Seite 90 einen ausführlicheren Überblick.

Traumatische Ereignisse Kinder und Jugendliche, die traumatische Ereignisse in ihrer Familie oder anderen Bezugssystemen wie Schule oder Vereine erleben, können ein höheres Risiko für die Entwicklung von Essstörungen haben.

Sportspezifische Risikogruppen Sportarten, die ein niedriges Gewicht erfordern, wie Gymnastik, Ballett, Kampfsport oder Leichtathletik, können ein höheres Risiko für Anorexie mit sich bringen.

Übergewicht Kinder und Jugendliche, die übergewichtig sind, können aufgrund von ungesunden Diät- oder Trainingsmethoden ein höheres Risiko haben.

Doch die Entstehung von Essstörungen ist immer ein komplexer Prozess, der individuelle Faktoren und persönliche Erfahrungen umfasst. Es ist jedoch sinnvoll, dass du dir die Anzeichen und Symptome von Essstörungen bewusst machst.

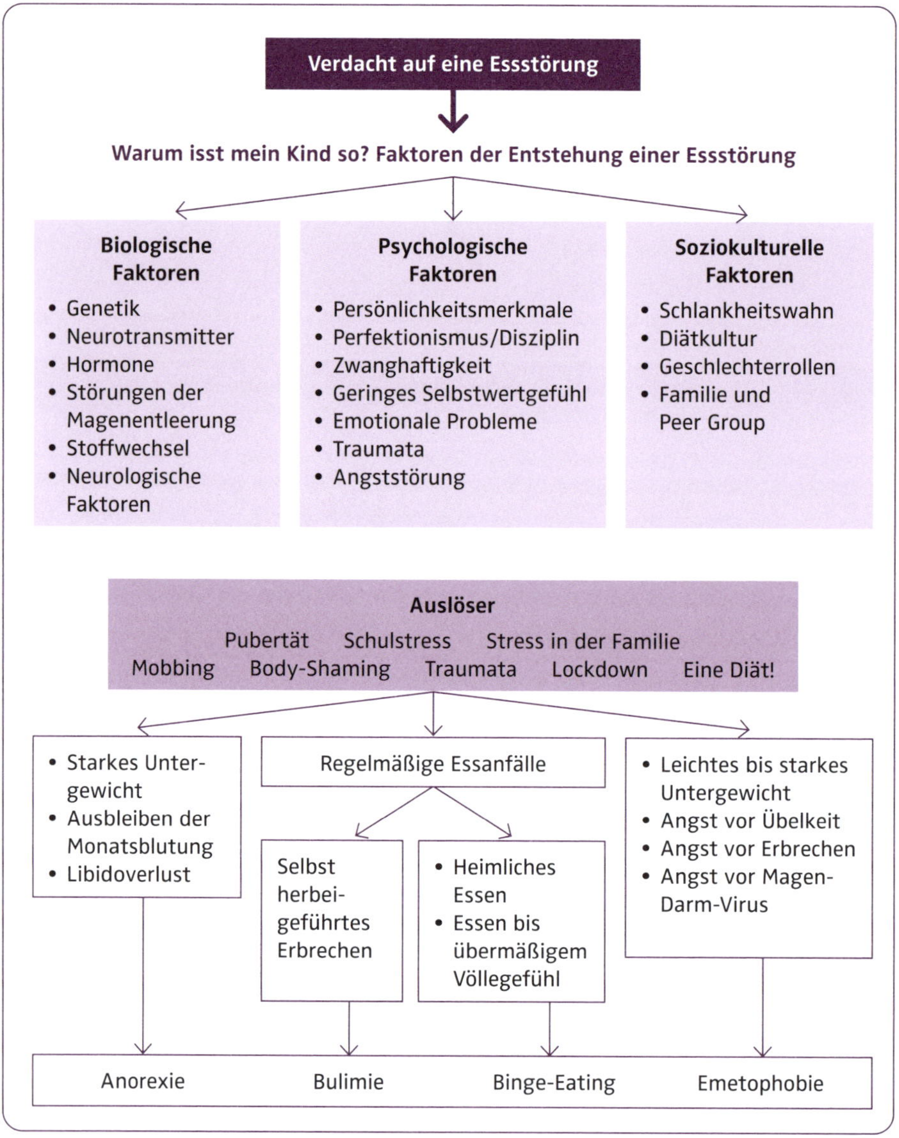

Multifaktorielles Entstehungsmodell einer Essstörung: Das Zusammenspiel von prädisponierenden, auslösenden und aufrechterhaltenden Faktoren.
© Martina Effmert

SO ERKENNST DU DIE ERKRANKUNG DEINES KINDES

Wie kannst du nun erkennen, ob das Essverhalten deines Kindes noch ganz harmlos ist oder ob es sich schon um eine Essstörung handelt? Das kann äußerst schwierig sein, denn Kinder und Teenager sind von Natur aus sehr unterschiedlich, vor allem wenn es ums Essen geht.

Außerdem entwickeln sich Essstörungen oft schleichend und die Jugendlichen versuchen, sie zu verbergen, geheim zu halten und im Zweifelsfall auch vehement abzustreiten. Häufig fällt es Eltern erst im Nachhinein wie Schuppen von den Augen, wenn sie die Verhaltensweisen und Veränderungen ihres Kindes zu Beginn der Erkrankung noch einmal Revue passieren lassen und in der Rückschau überdenken.

Zunächst ist es wichtig, dass du auf Veränderungen im Essverhalten deines Kindes und in seiner Einstellung zum Essen achtest. Wenn sich dein Kind ungewöhnlich verhält, oder du besorgt bist über sein Aussehen und Gewicht, solltest du deine Bedenken mit deiner Kinderarztpraxis besprechen.

Generell zeigen sich Essstörungen bei Kindern und jungen Teenagern anders als bei älteren Patienten. Wahrscheinlich ist, dass nicht alle typischen Symptome und Verhaltensweisen auftreten, wie z. B. Essanfälle oder die Verwendung von Diätpillen und Abführmitteln.

Bulimie und damit verbundene Verhaltensweisen treten bei jüngeren Kindern z. B. eher selten auf. Anzeichen und Symptome von Essstörungen können sich im Laufe der Zeit aber entwickeln, umso wichtiger ist es, mögliche Frühsignale zu erkennen.

Anzeichen, auf die du achten solltest

Auch wenn sich die einzelnen Formen der Essstörungen teilweise stark voneinander unterscheiden, gibt es Frühsignale und Anzeichen, die dich alarmieren sollten.

- Dein Kind verliert drastisch an Gewicht, sein Gewicht ändert sich plötzlich oder es nimmt kontinuierlich und stetig an Gewicht zu.
- Dein Kind vermeidet bestimmte Lebensmittelgruppen oder verzichtet plötzlich auf Nahrungsmittel, die es früher gern gegessen hat.
- Dein Kind ist sehr sensibel in Bezug auf Essgewohnheiten, Ernährung und sein Körpergewicht.
- Dein Kind hat eine ausgeprägte Störung des Körperbilds, in der es sich selbst als „fett" betrachtet, obwohl es normal- oder sogar untergewichtig ist.
- Dein Kind isst auffallend häufig oder exzessiv, was mit übermäßigen Anstrengungen zur Gewichtskontrolle einhergeht, wie z. B. Komplimente über ihre Gewichtsabnahme, häufiges Wiegen, Anlegen von Kleidungsschichten (Layering), um das Gewicht zu verbergen usw.
- Dein Kind unterhält Rituale ums Essen, wie z. B. das Zählen von Kalorien, Vermeiden von Essensgemeinschaften, Hinausziehen von Mahlzeiten über einen längeren Zeitraum hinweg, Verstecken von Nahrungsmitteln, ungewöhnliches Essverhalten wie kauen und ausspucken.

Auffällige Veränderung im Essverhalten

Eine auffällige Veränderung im Essverhalten oder in anderen Verhaltensweisen ist oft das deutlichste Anzeichen für eine Essstörung. Aber natürlich ist nicht jedes mäkelnde und selektive Essverhalten im Kindesalter schon ein Vorbote für eine Essstörung. Wer kennt das nicht aus persönlicher Erfahrung oder Erzählungen von anderen Eltern, dass das fünfjährige Kind z. B. Spinat und in kurzer zeitlicher Folge dann grünes Gemüse in Gänze ablehnt? Oder Jugendliche, die in der Pubertät phasenweise Berge von Pasta und Pizza essen können?

Meist handelt es sich bei Veränderungen im Essverhalten von Kindern um vorübergehende Phasen, die am ehesten ohne massiven Einfluss der Eltern von selbst verschwinden. Es ist schwierig, die Dauer dieser Phasen genau anzugeben, da sie stark variieren können. Bei Vorschulkindern kann ein verändertes Essverhalten von wenigen Wochen bis hin zu sogar ein oder zwei Jahren dauern. Solange dein Kind fröhlich und gesund ist, gibt es keinen Grund zur Sorge. Ganz ähnlich bei den Heißhungeranfällen von pubertierenden Jugendlichen. Das sind Erscheinungen, die sich in der Regel von alleine wieder geben.

Ist die Veränderung langfristig oder nur phasenweise?

Es gibt bei dieser vielschichtigen und komplizierten Erkrankung keine verbindlichen Regeln für Veränderungen im Essverhalten und bei anderen Verhaltensweisen, die zu echter Sorge führen sollten. Die gesamte Kindheit und Jugend bestehen aus einer Vielzahl von Phasen, von denen einige kürzer und andere etwas länger oder sogar mehrere Jahre andauern können. Alle Veränderungen im Essverhalten deines Kindes können demnach vorübergehende Phänomene sein. Je länger eine Veränderung allerdings anhält, desto eher ist es wahrscheinlich, dass es sich um eine problematische Veränderung handelt. Dies gilt insbesondere dann, wenn du weitere Merkmale wie verstecktes oder heimliches Essverhalten, Ungeduld oder Überempfindlichkeit, Traurigkeit oder fehlendes Interesse an Dingen, Unentschlossenheit oder ambivalentes Verhalten beobachten kannst.

Du hast verstanden, dass Essstörungen nicht nur dem Schlankheitswahn oder einer vorübergehenden Pubertätskrise zuzuordnen sind und dass das Körpergewicht deines Kindes allein kein aussagekräftiges Anzeichen dafür ist, ob eine Essstörung vorliegt oder nicht. Und du weißt, dass die Grenzen zwischen normalem und krankhaftem Essverhalten fließend sind. Umso mehr gilt es hier besonders aufmerksam zu sein und die verschiedenen Anzeichen und Symptome wahrzunehmen und zu erkennen. Ich habe deshalb die Erkennungszeichen der schnelleren Übersicht wegen in Listen zusammengefasst und die jeweilige Essstörung zugeordnet.

Aus meiner Praxis: Mutter einer Patientin, Carlotta, 18 Jahre
Wir als Eltern waren für das Thema Essen bei unserer Tochter schon immer sensibilisiert, da sie seit dem Kindergarten immer mal wieder Phasen der Emetophobie hatte, die sie aber (u.a. mithilfe von Hypnose) gut im Griff hatte bzw. diese weitestgehend verschwunden war. Ihre Anorexie fing mit Kleinigkeiten an, die erst mal gar nicht auffallen: Linsen- statt Kartoffelchips oder nach dem Sport abends um 21 Uhr lieber einen Salat statt Nudeln. Das Auffälligste im Nachhinein war das ständige Essenzubereiten für andere. Das haben wir nicht als komisch empfunden, da wir in der Coronazeit sowieso viel mehr gekocht und gebacken haben. Klar geworden und dann auch direkt diagnostiziert worden ist ihre Erkrankung nach ca. 3 Monaten, in denen sie zunehmend deprimiert wirkte. Trotz wunderbarer Kinderärztin, die sich gut mit Essstörungen auskennt, und Vernetzung mit Ernährungsberatung, Psychotherapeutin etc. konnten wir die Krankheit nicht aufhalten – obwohl unsere Tochter von Anfang an „mitgemacht" hat und eigentlich gesund werden wollte.
Für mich ist Anorexie die Krankheit der Zerrissenheit. Unser Kind hatte sozusagen zwei Gesichter: das „normale", das gesund wer-

den möchte und ganz genau weiß, was zu tun ist, und das andere, das kranke, was völlig absurde Dinge von sich gibt, wie „Ich habe schon mehr als die Hälfte der Kartoffel gegessen“, obwohl diese noch fast unberührt auf dem Teller liegt. Ich habe versucht, dann gedanklich eine Glaswand hochzufahren, um es an mir abprallen zu lassen, denn man hält diese Unlogik kaum aus. Die Machtlosigkeit ist das Allerschlimmste – und macht oft furchtbar wütend, denn die „Medizin“, also das Essen, liegt ja rum. Darum ist es das Wichtigste, zu versuchen, die Krankheit losgelöst vom Kind zu sehen und sich immer zu sagen: „Wir zusammen gegen die Krankheit.“ Die Schuldgefühle sind ebenso fürchterlich. Ich habe mich permanent gefragt, was wir falsch gemacht haben, wo wir was übersehen haben. Dies hat sich mein Mann im Übrigen nicht gefragt, er hat es als das gesehen, was es ist: eine Krankheit, die „uns“ eben getroffen hat. Überhaupt ist sein Umgehen mit der Krankheit vermutlich sehr viel hilfreicher. Denn im Endeffekt kann man nichts tun, außer die Hand zu reichen – genommen werden muss sie selbst. Eine Katastrophe sind die so langen Wartezeiten für die Psychotherapie. In unserem Fall ist es erst mal gar nicht zu einer Behandlung gekommen, da unsere Tochter sehr schnell unter einem BMI von 15 lag und sie somit nicht mehr ambulant behandelt werden durfte. So folgten zuerst stationäre Aufenthalte im Krankenhaus zur Stabilisierung, dann ein fünfmonatiger Aufenthalt in der Klinik/Psychiatrie. Es folgten weitere Klinikaufenthalte. Nach zwei wirklich schweren Jahren, in denen wir oft traurig, verzweifelt, machtlos, wütend und völlig k. o. waren und trotzdem funktionieren mussten, können wir folgende Tipps geben:

In dem Film „Ana-Ex“ erklärt eine Therapeutin die Essstörung sehr eindringlich, indem sie anhand einer Handpuppe die Magersucht personifiziert.

Wenn man die Krankheit früh erkennt, bevor „das Irre“ beginnt, muss unbedingt versucht werden, das Gewicht zu halten und zu steigern. Ich rate dazu, von Anfang an eine Ernährungsberaterin dazuzuholen, die die gesundheitlichen Risiken erklärt.

Da man nicht weiß, wie die Krankheit sich entwickelt, würde ich mich unbedingt auf die Warteliste einer Klinik setzen lassen. Absagen kann man immer noch. Das ist ein super schwieriger Schritt, denn man denkt, dass man es auch so in den Griff bekommt, doch das wäre das Erste, was ich im Nachhinein tun würde.
Wichtig ist, sich als betroffener Elternteil Auszeiten zu nehmen, um Kräfte zu sammeln. Nimm dir auch schöne Zeiten mit den Geschwisterkindern und sprich außerdem immer offen mit ihnen, denn nichts ist schlimmer als Ungewissheit.
(Mit der Mutter dieser Patientin habe ich eine Podcast-Folge aufgenommen; zum Podcast siehe Informationen im Anhang.)

Checkliste für körperliche Anzeichen

Es gibt verschiedene körperliche Anzeichen, die auf eine mögliche Essstörung hinweisen. Die folgenden Checklisten sollen dir dabei helfen, deine Aufmerksamkeit auf diese Punkte zu richten und damit mögliche Symptome bei deinem Kind frühzeitig zu erkennen.

Anorexie

- Dein Kind hat deutlich an Gewicht verloren.
- Dein Kind friert ständig, hat extremes Kälteempfinden und eine geringe Körpertemperatur, häufig blau gefärbte, kalte Hände und Füße.
- Auffallend sind besonders trockene Haut, Haarausfall oder stumpfes, sprödes Haar, auch bei den Achsel- und Schamhaaren.
- Dein Kind ist andauernd müde, fühlt Schwindel und neigt zu Ohnmacht.
- Dein Kind klagt über gastrointestinale Beschwerden, wie Bauchschmerzen, Blähbauch und Völlegefühl insbesondere nach dem Essen.
- Dein Kind leidet vermehrt unter Verstopfung (Obstipation).
- Du beobachtest einen Haarflaum auf dem Rücken deines Kindes, das sogenannte Lanugohaar.
- Bei deiner Tochter bleibt die Menstruation aus.

Bulimie

- Dein Kind ist im Normalgewichtsbereich oder sein Körpergewicht ist schwankend.
- Dein Kind hat gastrointestinale Beschwerden wie Schmerzen, Krämpfe und Blähungen.
- Bei deiner Tochter ergeben sich Veränderungen im Menstruationszyklus.
- Dein Kind hat Verdauungsprobleme wie Sodbrennen, Magenschmerzen und Durchfall.
- Bei deinem Kind sind Speiseröhre oder Rachen entzündet.
- Dein Kind bekommt Zahnprobleme, meistens Schäden am Zahnschmelz durch häufiges Erbrechen.
- Du stellst Schwielen an den Oberseiten der Finger deines Kindes fest (Reiben der Finger an den Zähnen bei selbst herbeiführendem Erbrechen).
- Dein Kind ist oft müde, fühlt Schwindel und neigt zu Ohnmacht.
- Dein Kind ist dehydriert und hat Elektrolytstörungen aufgrund von häufigem Erbrechen und Missbrauch von Abführmitteln.

Binge-Eating

- Diese Erkrankung erkennst du vor allem an einer deutlichen Gewichtszunahme: Betroffene Kinder sind häufig mehrgewichtig (übergewichtig) oder adipös (ab 95. Perzentil oder höher).
- Dein Kind klagt über Völlegefühl und/oder Übelkeit.
- Dein Kind hat Verdauungsprobleme wie Bauchschmerzen und Blähungen.
- Dein Kind leidet unter Müdigkeit, Erschöpfung oder Lethargie.
- Langfristig: Dein Kind neigt zu Hyperventilation oder Kurzatmigkeit.
- Langfristig: Dein Kind hat Bluthochdruck oder einen hohen Cholesterinspiegel.
- Langfristig: Dein Kind entwickelt Diabetes oder eine gestörte Glukosetoleranz.
- Langfristig: Dein Kind hat Gelenkprobleme in Form von Schmerzen, Schwellungen, Rötungen und eingeschränkter Beweglichkeit.

Checklisten für Verhaltensmuster und soziale Hinweise

Es gibt tatsächlich eine ganze Reihe von Verhaltensmustern und Merkmalen, die dir anzeigen können, ob dein Kind möglicherweise an einer Essstörung leidet. Im Folgenden konzentriere ich mich auf die Erkrankungen der Anorexie (A), Bulimie (B) und Binge-Eating (BE) und Emetophobie (E).

Viele der Anzeichen, die ich dir aufzeige, gelten für alle drei Erkrankungen. Daher fasse ich sie in einer Liste zusammen und kennzeichne die jeweilige Erkrankung bei Besonderheiten.

	A	B	BE	E
Allgemeine Verhaltensveränderungen				
Dein Kind verheimlicht Änderungen in seinem Verhalten und vernachlässigt bisherige Interessen	x	x	x	x
Dein Kind wiegt sich ständig und beschäftigt sich dauernd mit seinem Körper und Gewicht	x	x		
Dein Kind mäkelt an seinem Körper und Gewicht herum, obwohl das Gewicht im Normbereich liegt	zu Beginn	x		
Die Schönheitsideale deines Kindes sind ausschließlich sehr schlanke Menschen (Models); es äußert vermehrt, selbst so aussehen zu wollen	x	x		
Dein Kind überprüft regelmäßig im Spiegel bei eng anliegender Kleidung seine Bauchwölbung oder klopft auf die Hüftknochen	x	x		
Veränderungen in der Schule sind in beide Richtungen möglich: Eine plötzlich hohe Leistungsorientierung ist genauso auffällig wie extremer Leistungsabfall	x	x	x	x

	A	B	BE	E
Dein Kind ist nun darauf aus, Dinge perfekt zu erledigen; bei kleinen Fehlern oder nicht erbrachter Leistung bricht seine Welt zusammen	x	x		x
Dein Kind definiert sich plötzlich über Leistung und definiert seinen Selbstwert darüber; angesprochen auf eine eventuelle Belastung zum Thema Essen, leugnet dein Kind Schwierigkeiten oder wird wütend und wirft dir vor, ihm nicht zu vertrauen	x	x	x	
Dein Kind sieht nicht ein, dass sein Essverhalten krankhaft ist	x	x	x	
Dein Kind hat versteckte Essensvorräte oder du findest leere Süßigkeitenpapiere im Kinderzimmer		x	x	
Dein Kind hält verschiedene Diäten sehr strikt ein und streitet gleichzeitig paradoxerweise das Diätverhalten rigoros ab	x	x		
Dein Kind ist sehr traurig, dann wieder glücklich, ohne ersichtlichen Grund	Wechsel der Phasen	x	x	
Dein Kind zeigt eine erstaunliche Bereitschaft, körperlich anstrengende Aktivitäten durchzuführen, wie z.B. Rasenmähen, Gartenarbeit, Fensterputzen	x	x		
Dein Kind trainiert übermäßig und exzessiv, insbesondere vor und nach dem Essen, wie z.B. mit Joggen, Radfahren, Fitness	x	x		
Dein Kind stellt Tagesstrukturen und strenge Tages- und Essenspläne auf	x			
Dein Kind liest Ernährungsratgeber, Kochbücher und recherchiert im Internet und sammelt Informationen zum Thema Diäten und Kochen	x	x		
Es beschäftigt sich mit Nahrungszubereitung, kocht und backt für die Familie und Freunde, isst aber unter fadenscheinigen Begründungen selbst nicht mit („Ich habe beim Kochen schon so viel probiert – ich bin satt")	x			

	A	B	BE	E
Dein Kind bildet zwanghafte und oder ritualisierte Verhaltensweisen aus: Das kann beim Essen sein, z. B., dass bestimmte Lebensmittel immer zuerst oder erst ganz zum Schluss gegessen werden. Das gilt aber auch ganz allgemein für veränderte Verhaltensweisen, z. B. das Ordnungssystem auf dem Schreibtisch oder im Kleiderschrank, das ausdauernde und ritualisierte Händewaschen oder das stundenlange Kämmen der Haare	x	x		x
Dein Kind wirkt nur zufrieden, wenn es sein Essverhalten streng kontrolliert	x			
Dein Kind hat Schlafprobleme und ist stark reizbar, es gibt häufig Streitereien, insbesondere im Zusammenhang mit dem Thema Essen	x	x	x	x
Dein Kind zeigt sich übermäßig engagiert in Bereichen außerhalb des Essverhaltens wie Schule oder Sport	x	x		
Auch für andere Personen, z. B. durch ehrenamtliche Arbeit, zeigt sich dein Kind übermäßig engagiert	x			
Dein Kind ändert seinen Kleidungsstil: Mit mehrlagiger und weiter Kleidung verhüllt es seinen Körper	x			
Dein Kind unterbricht Mahlzeiten oder geht sofort im Anschluss an das Essen auf die Toilette		x		
Dein Kind zieht sich aus Familie und Freundeskreis zurück	x	x	x	x
Dein Kind hat extreme Angst vor einer Gewichtszunahme	x	x		
Dein Kind nimmt Abführmittel und oder Appetitzügler ein	x	x		
Dein Kind greift zu Entwässerungstabletten (Diuretika)	x	x		
Verhaltensmuster in Bezug auf das Essen				
Dein Kind hat Schuldgefühle wegen des Essens	x	x	x	
Dein Kind zählt Kalorien	x	x		

	A	B	BE	E
Nach einem „größeren" Essen, wie ein Familien- oder Geburtstagsessen oder an Festtagen wie Weihnachten oder Ostern, gleicht dein Kind am nächsten Tag diese Mahlzeit durch geringere Nahrungsaufnahme aus	x	x		
Dein Kind ist sehr stark reizbar bei ungeplanten Veränderungen, die das Essen angehen, wie Uhrzeit, Ort oder Teilnehmer beim Essen	x			x
Dein Kind reduziert die Portionsgrößen oder lässt Mahlzeiten aus	x	x		x
Dein Kind meidet strikt bestimmte Nahrungsmittel oder ganze Mahlzeitengruppen wie Kohlenhydrate oder Fett	x	x		x
Dein Kind meidet bestimmte Lebensmittel, die es mit Übelkeit und Erbrechen in Verbindung bringt				x
Dein Kind erklärt Butter zum Feind	x	x		
Dein Kind gebraucht Gewürze bei den Speisen in extremer Weise	x			
Dein Kind trinkt über den Tag verteilt extrem viel Wasser oder andere kalorienarme Getränke	x	x		x
Dein Kind trinkt viel Wasser während der Mahlzeiten, um das Erbrechen zu erleichtern		x		
Dein Kind äußert den Wunsch, allein und nicht mit der Familie essen zu wollen. Häufiger Vorwand: dass z.B. der Bruder zu sehr schmatze und diese Geräusche stören	x			
Dein Kind drückt sich vor Mahlzeiten mit der Aussage, schon bei den Großeltern oder im Freundeskreis gegessen zu haben	x	x		x
Dein Kind ist absolut fixiert auf die Nährstofftabelle der Lebensmittel	x	x		
Dein Kind ist in seinem sehr Essverhalten sehr eingeschränkt	x			x
Das Selbstwertgefühl deines Kindes ist abhängig vom aktuellen Körpergewicht oder von Menge und Größe der gegessenen Portionen	x	x		

	A	B	BE	E
Dein Kind schneidet beim Essen Lebensmittel in kleine Stücke oder zerkrümelt sie, trennt auch kleinste Fettstückchen ab oder schiebt die Nahrungsmittel auf seinem Teller hin und her, statt sie zu essen	x			x
Dein Kind teilt Essen auf dem Teller in verschiedene Gruppen ein, die es dann akribisch sukzessive und nacheinander isst	x			x
Dein Kind nimmt Nahrungsmittel vom Teller und versteckt sie, z.B. in Servietten, Taschen, unter dem Ärmel oder verfüttert sie an Haustiere	x			
Während der Mahlzeit oder direkt nach dem Essen verlässt dein Kind den gemeinsamen Esstisch, um ins Bad zu gehen		x		
Dein Kind legt Vorräte an, sammelt, lagert und versteckt Lebensmittel		x	x	
Dein Kind isst hastig und oder heimlich		x	x	
Dein Kind isst während der Nacht, wenn alle anderen aus der Familie schlafen		x	x	
Dein Kind hat hochkalorische Essattacken		x	x	
Dein Kind führt selbstständig Erbrechen herbei		x		
Dein Kind sagt gemeinsame Aktivitäten in der Familie ab und plant Zeiten ein, um allein zu Hause zu sein	x	x	x	x

Aus meiner Praxis: Eltern von Victoria, 15 Jahre
Anfänglich hielt sich unsere Tochter immer häufiger und länger in ihrem Kinderzimmer auf. Da sie sich schon immer sehr gut allein beschäftigen konnte, ist uns das zunächst nicht aufgefallen. Allerdings wurden ihre Treffen mit Freundinnen immer seltener.
Die Isolation wurde dann deutlich und bemerkbar, sogar ihre Telefonkontakte gingen Richtung Null. Danach entdeckten wir, dass sie ihre Pausenbrote und Snacks teilweise nur zur Hälfte aß und wieder mit nach Hause brachte. Gemeinsame Essen wurden reduziert,

meistens wollte sie dann Snacks in ihrem Zimmer zu sich nehmen, da sie mit verschiedenen Vorwänden Gründe vorbrachte, warum sie in ihrem Zimmer sein müsse. Eine Konfrontation mit ihrem schlechten Essverhalten wurde lautstark verneint und abgelehnt. Auch die Kinderärztin schätzte die Situation falsch ein und vermutete eine pubertätsbedingte Körperhaltung als Ursache für das Essverhalten.

Neben der restriktiven Haltung dem Essen gegenüber entwickelte sich parallel ein Bewegungsdrang, der darin gipfelte, dass unsere Tochter, verteilt auf den ganzen Tag und die Nacht, teilweise 20.000 Schritte in ihrem Zimmer gegangen ist. Diese Erkenntnis haben wir allerdings erst viel später, als unsere Tochter stationär behandelt wurde, gewonnen. Nach einem zweiwöchigen Auslandsaufenthalt kam unsere Tochter abgemagert und in einem desolaten Zustand wieder, direkt im Anschluss kam sie in die Akutbehandlung ins Krankenhaus. Hier wurde sie zunächst medizinisch versorgt und kurzfristig aufgepäppelt. Uns wurde dringend empfohlen, einen Therapieplatz für unsere Tochter zu finden.

Am Anfang waren wir hilflos und mussten uns selbst informieren, welche Möglichkeiten und Wege es für die nächsten Schritte gab. Es ist leider ein großes Manko, dass die Eltern von psychisch kranken Kindern kaum Informationsmaterial oder noch besser Informationsgespräche angeboten bekommen. Wir haben selbst sehr zeitnah Spezialisten aufgesucht und Gespräche geführt, um einen Überblick zu erhalten, wie wir unserer Tochter helfen können. Wir haben wertvolle Tipps und Hinweise erhalten, um unserer Tochter beizustehen. Heute sind wir sicher, dass die beste Vorgehensweise nur durch Verständnis, Nachsicht, Geduld und Demut ist. Es ist wichtig, dem kranken Kind bzw. der kranken Jugendlichen das Gefühl zu geben, dass die Eltern großes Verständnis für diese Krankheit haben und die Zerrissenheit des Kindes/Jugendlichen nachvollziehen können.

Wir können betroffenen Eltern nur empfehlen, zügig für sich selbst professionelle Hilfe in Anspruch zu nehmen, damit sie Verständnis entwickeln können und auch selbst nicht verzweifeln und an dieser Krankheit zugrunde gehen.

Kann dein Kind ein Typ für eine Essstörung sein?

Damit du Essstörungen besser verstehen und behandeln kannst, wird es dir helfen, wenn du deinen Blick auch auf die psychologischen Merkmale richtest. Lass uns gemeinsam schauen, welche Eigenschaften die Persönlichkeit deines Kindes ausmachen und welche Grunddispositionen es vielleicht von Geburt an mitbringt. Welche Glaubenssätze haben sein Leben bisher vielleicht geprägt und welche davon sind heute noch hilfreich bzw. welche unterstützen eher die Krankheit?

Dieser Blick nach innen tut jedem Menschen gut. Er hilft dir dabei, dein Kind und dich selbst besser zu verstehen und dann – mit dem Blick nach vorn gerichtet – störende Antreiber und Glaubenssätze zu verändern und loszulassen.

Grunddisposition: Die Persönlichkeitsmerkmale

Jeder Mensch ist anders. Was für den einen eine Kleinigkeit ist, das kann für den anderen eine große Bedeutung haben. Was den einen Menschen stresst, das mag einem anderen noch nicht einmal als besonders erwähnenswert erscheinen. Und wovor manche Menschen sich ängstigen, das nehmen andere gar nicht wahr. Wir sind alle unterschiedlich, und das ist auch gut so.

Ein Teil unserer Persönlichkeit ist vererbt, der andere Teil wird durch unsere Umwelt und Erfahrungen beeinflusst. Die gute Nachricht ist: Unsere Persönlichkeitsmerkmale sind nicht in Stein gemeißelt; wir haben unsere Entwicklung in der Hand, und Veränderung und Weiterentwicklung sind jederzeit möglich. Das ist insbesondere erleichternd, wenn du bei deinem Kind Merkmale erkennst, die es selbst weniger gut findet oder gar ablehnt.

Es gibt unterschiedliche Persönlichkeitsmodelle. Ich stelle dir hier das Fünf-Faktoren-Modell vor, weil es weltweit als universales Standardmodell akzeptiert ist und vielerorts für die Persönlichkeitsentwicklung eingesetzt wird.

Das Modell unterscheidet fünf verschiedene Merkmale, ähnlich wie Kategorien, in die sich die Persönlichkeit jedes Menschen einordnen lässt. Einen ersten Eindruck davon, wie die einzelnen Faktoren zusammenspielen, liefert dir das Schaubild.

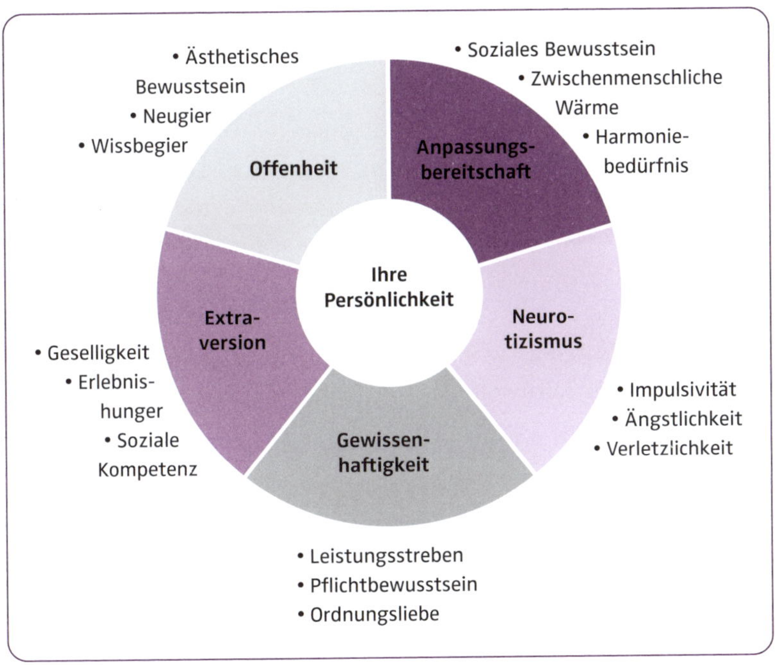

Die Entstehung einer Persönlichkeit nach dem Fünf-Faktoren-Modell nach Louis Thurstone und Gordon Allport

Offenheit – aktiv nach Neuem suchen

Macht dein Kind gerne neue Erfahrungen, liebt es die Abwechslung und sucht ständig nach neuer Inspiration? Menschen mit stark ausgeprägter Offenheit werden von ihrer Umgebung als mitreißend, fantasievoll und vielseitig interessiert wahrgenommen. Man nennt sie auch Scanner-Persönlichkeiten. Sie mögen Veränderungen, lieben alles Neue, sind wissbegierig und an vielen Dingen gleichzeitig interessiert – was auf Außenstehende ggf. unkonzentriert und sprunghaft wirken kann. Sie springen z. B. von einem Hobby zum nächsten und manch eine Aufgabe bleibt schon mal unerledigt liegen. Nicht weil sie die Aufgabe nicht beenden wollen oder können, sondern weil eine neue, andere Aufgabe auf einmal viel verlockender erscheint.

Kinder und Jugendliche mit schwach ausgeprägter Offenheit gelten als Bewahrer der Beständigkeit und sind neuen Dingen gegenüber grundsätzlich erst einmal skeptisch. Sie sind extrem pragmatisch, mögen klare Abläufe und Routinearbeiten. Sie glänzen häufig mit detailliertem Fachwissen und einem sehr tiefen Verständnis für die Themen, für die sie sich interessieren. Genau diese Liebe zum Detail kann für ihre Mitmenschen manchmal anstrengend sein und engstirnig wirken. Aber das heißt nicht, dass sie nicht auch Spaß haben können und neue Dinge ausprobieren, wenn sie möchten.

Gewissenhaftigkeit – ergebnisorientiert sein

Ist dein Kind sehr aufmerksam, überaus sorgfältig und verfügt es über ein hohes Maß an Selbstkontrolle? Arbeitet es sehr strukturiert und kann sich extrem gut auf ein Thema fokussieren? Dieses Verhalten kann zuweilen zwanghaft und stur wirken, weil es beinahe jegliche Flexibilität vermissen lässt. Außerdem ist die Erwartungshaltung an die Umwelt sehr hoch – es erwartet von anderen ebenso viel wie von sich selbst.

Wenn die Gewissenhaftigkeit deines Kindes eher niedrig ist, dann ist es im Positiven betrachtet sehr spontan und flexibel. Es arbeitet am liebsten ganz ohne feste Termine und lässt sich nicht aus der Ruhe bringen, auch wenn um es herum alles völlig chaotisch ist. Von außen wird dein Kind als eher unzuverlässig und schlecht organisiert wahrgenommen.

Extraversion – auf Reize von außen reagieren

Dein Kind steht gerne im Mittelpunkt? Es hat immer etwas Interessantes zu erzählen und einen großen Freundeskreis. Es liebt Gruppen, weil es dort Anregungen und Impulse bekommt. Es ist begeisterungsfähig, kontaktfreudig und sprüht vor Charme und Lebenslust. Intensive Farben, starke Gerüche (wie z. B. bei Parfüms), laute Musik und auch Stimmengewirr empfindet es nicht als Belastung, sondern eher als Inspiration. Dein Kind hat viel Energie und lebt seine Gefühle oft expressiv aus, was für Eltern mitunter auch sehr anstrengend sein kann.

Introversion – gerne allein

Das introvertierte Kind ist auch sehr aktiv, aber eher in weniger Gesellschaft. Das heißt nicht, dass dein Kind Sozialkontakte meidet, allerdings trifft es sich lieber im kleineren Kreis mit vertrauten Freunden. Es spielt oder lernt gerne für sich allein und ist am produktivsten, wenn es ungestört ist und seine Ruhe hat. Dein Kind ist überaus bedacht und reflektiert sehr gründlich und schreibt die Dinge eher auf, als Themen direkt anzusprechen.

Möglicherweise passen Teile beider Beschreibungen – sowohl Extra- als auch Introversion – zu deinem Kind. Das Wichtigste ist, dass du dein Kind akzeptierst und seine Stärken und Schwächen kennst.

Anpassungsbereitschaft – die eigenen Interessen wahren

Wenn dein Kind eine hohe Anpassungsbereitschaft oder Umgänglichkeit hat, bedeutet dies, dass es ein altruistischer Mensch ist: Es ist bereit, sein Hab und Gut, seine Zeit und sein Geld an andere Menschen abzugeben, um ihnen zu helfen. Es ist sehr verständnisvoll und hat ein ausgeprägtes Harmoniebedürfnis, was bedeutet, dass es oft eigene Bedürfnisse den Bedürfnissen anderer unterordnet. Es ist extrem angepasst. Viele Eltern sprechen davon, dass ihr Kind ein „pflegeleichtes Kind" ist. Diese Kinder sind häufig auch von sozialen Medien sehr beeinflussbar und können ihren eigenen Standpunkt schlecht vertreten.

Kinder mit einer niedrigen Anpassungsbereitschaft oder Umgänglichkeit sind eher egozentrisch und konzentrieren sich stark auf sich selbst. Sie misstrauen den Absichten anderer Menschen, sind weniger sozial und bevorzugen den Wettkampf anstelle von Kooperation oder Kompromiss. Die Meinung anderer erleben sie nicht als wertvoll und bereichernd, sondern als Einmischung und persönlichen Angriff. Ihr Verhalten kann in ihrem Umfeld abschreckend und einschüchternd wirken.

Neurotizismus – auf Rückschläge reagieren

Hat dein Kind eine niedrige Ausprägung in Bezug auf Neurotizismus, ist es in der Regel ausgeglichen, entspannt und optimistisch. Es kann mit Belastungen bemerkenswert gut umgehen, nichts wirft es so schnell aus der Bahn. Es genießt das Leben, ist belastbar, ruht in sich und lässt sich nicht so schnell beeindrucken. Von außen betrachtet mag das manchmal lethargisch oder wenig sensibel wirken.

Kinder mit stark ausgeprägtem Neurotizismus sind hingegen eher emotional labil und nervös. Sie fühlen sich häufig überfordert und von ihrer Umwelt missverstanden. Ihr Weltbild ist überwiegend negativ geprägt und sie befinden sich in einem ständigen Kampf mit sich selbst und anderen. Sie leiden an Stimmungsschwankungen und lassen sich sehr schnell verunsichern. Sie reagieren intensiv auf Stress und fühlen sich häufig den Umständen ausgeliefert. Oftmals werden diese Menschen als „neurotisch" abgestempelt.

Fazit: Vielleicht hast du innerlich an der einen oder anderen Stelle bei den Beschreibungen der einzelnen Persönlichkeitsmerkmalen genickt. Es gibt keine „typische Persönlichkeit" für Essstörungen; auffallend ist jedoch, dass viele betroffene Kinder durch ein hohes Maß an Neurotizismus geprägt sind, häufig in Verbindung mit einem ebenfalls hohen Grad an Anpassungsbereitschaft und Gewissenhaftigkeit.

Glaubenssätze: Die inneren Antreiber

Wir Menschen fühlen, denken und handeln in gleichen Situationen unterschiedlich. Gründe dafür liegen unter anderem in unserer Persönlichkeit. Zu diesen uns – und eben auch deinem Kind – in die Wiege gelegten Persönlichkeitsmerkmalen gesellen sich innere Antreiber und Glaubenssätze hinzu.

Es sind unsere Hoffnungen, Erwartungen und vielleicht auch äußere Belohnungssysteme, die uns antreiben. Diese inneren Antreiber und Glaubenssätze bestimmen maßgeblich unser Denken, Fühlen und Handeln. Die Glaubenssätze bilden die Basis für die Antreiber. Vielfach steuern uns unsere Glaubenssätze wie verinnerlichte Lebensregeln unsere unbewussten Verhaltensmuster.

Auch unsere Kinder haben bereits Glaubenssätze. Doch was sind nun Glaubenssätze? Und was machen sie mit uns bzw. unseren Kindern?

Glaubenssätze sind Überzeugungen und Meinungen. Sie bilden die Basis für unsere unbewussten Lebensregeln. Glaubenssätze bilden sich im Laufe der frühen Kindheit als Reaktion auf ausgesprochene oder unausgesprochene Botschaften und Ansprüche von Eltern, Verwandten oder anderen wichtigen Bezugspersonen. Das können Erzieher im Kindergarten, Lehrerinnen in der Schule oder ein Nachbar sein. Sie entstehen aus dem Erleben, der Verarbeitung und der ureigensten Bewertung von Erlebnissen.

Bei Stress übernehmen innere Antreiber das Tun

Vielleicht hast du dich selbst schon gefragt, warum du manche Dinge immer wieder tust, obwohl du es eigentlich anderes machen wolltest. Nun bestimmen diese Antreiber und Glaubenssätze nicht 24 Stunden am Tag das Erleben deines Kindes. Aber in Stress- und Belastungssituationen treten sie in den Vordergrund und bestimmen dann das Tun.

Diese unterschiedlichen Dinge bilden zusammen „unser Paket“, das wir mit uns herumtragen. In dem Paket sind unsere Persönlichkeit, inneren Antreiber und Glaubenssätze. Zu diesem Paket kommen dann auch noch alle Erfahrungen obendrauf, die wir im Laufe unseres Lebens machen. Die Erfahrungen sind dann die Konditionierungen, die wir erleben. Das bedeutet, die Konditionierung verstärkt positive wie negative Erfahrungen und lässt uns so sein, wie wir mit all unseren Erfahrungen am Ende sind.

Wenn du dein von einer Essstörung betroffenes Kind beobachtest, wirst du schnell feststellen, dass es anders ist als andere Kinder. Dies liegt unter anderem an seinen inneren Antreibern und Glaubenssätzen, die jedes Kind aufgrund seiner persönlichen Erfahrungen und individuellen Umstände entwickelt.

Innere Antreiber beeinflussen

Als Elternteil kannst du deinem Kind helfen, seine inneren Antreiber und Glaubenssätze besser zu verstehen und zu beeinflussen. Indem du beispielsweise Achtsamkeit übst, deinem Kind klare Grenzen setzt, aber auch Vertrauen schenkst und ihm Raum zur Entfaltung gibst, unterstützt du es bei der Entwicklung einer positiven Persönlichkeit.

Es ist jedoch wichtig zu verstehen, dass jedes Kind anders ist und seine inneren Antreiber und Glaubenssätze sich von denen anderer Kinder unterscheiden können. Sei offen für die Bedürfnisse und Talente deines Kindes und unterstütze es auf seinem individuellen Weg.

In der Theorie gehen wir davon aus, dass wir Menschen grundsätzlich alle fünf Antreiber in uns haben. Also fühle oder höre beim Lesen der nächsten Seiten in dich hinein und spüre nach, welche Antreiber in deinem Kind vielleicht aktiv sein können. Das kannst du natürlich auch gerne für dich persönlich machen und deine eigenen Antreiber identifizieren. Der eine oder andere Antreiber wird stärker oder weniger stark zu fühlen sein. Der stärkste Antreiber ist derjenige, der sich bei deinem Kind dann bemerkbar macht, wenn es in einer stressigen Situation ist.

Sei stark! Der Kämpfer – Der Konkurrent

Kinder, die oft hören „Indianer kennen keinen Schmerz" oder „Reiß dich zusammen", haben den Antreiber „Sei stark". Sie tragen einen Schutzpanzer um sich herum, um ihre wahre Empfindlichkeit zu verstecken, und niemand darf bemerken, dass sie schwach sind. Sie teilen die Welt in Gewinner und Verlierer und haben hohe Erwartungen an sich selbst. Sie wirken häufig verbissen und gehen über ihre eigenen Grenzen. Sie zeigen selten ihre Gefühle und wirken oft arrogant oder kalt. Wenn ihnen Hilfe angeboten wird, lehnen sie diese ab, da sie sich nicht als stark genug empfinden. Ihr Schutzpanzer verhindert wahre Nähe und sie haben kaum Zugang zu ihren Gefühlen, weil sie darüber hinweggehen.

Sei perfekt! – Der Perfektionist

„Nur gut reicht nicht", „Das hätte auch eine 2+ sein können", „Ich muss die Beste sein": Wenn dir diese Sätze bekannt vorkommen und sich dein Kind nur dann „okay" fühlt, wenn es perfekt ist, dann hat es vielleicht diesen Antreiber verinnerlicht. Perfektionisten haben das Gefühl, als Person nicht liebenswert zu sein, deshalb müssen sie jede Aufgabe fehlerfrei und gründlich erledigen. Sie arbeiten sehr präzise, sorgfältig und lieben es, sich zu optimieren. Sie finden immer etwas zu verbessern und empfinden selbst objektiv gute Ergebnisse als ungenügend. Doch es fehlt ihnen oft das Augenmaß, welcher Einsatz im Verhältnis zum Ergebnis angemessen ist. Der hohe Druck, noch besser zu werden, kann zu einer Falle werden, wenn die Angst vor Fehlern zwanghaft wird.

Mach es allen recht! – Der People Pleaser

Kann dein Kind schlecht „Nein“ sagen? Ist es eher angepasst und will es allen anderen recht machen? Ist Harmonie deinem Kind besonders wichtig, vielleicht sogar wichtiger als seine ganz eigenen Interessen und Bedürfnisse? Spürt dein Kind mit großen „Antennen“, was du als Mutter oder Vater von ihm erwartest? Kinder mit diesem Antreiber haben eine hohe soziale Kompetenz und Empathie, aber sie meiden Konflikte und ordnen sich oft selbst hinten an. Sie wollen beliebt sein und helfen, wo es nicht immer angebracht ist. Dadurch werden ihre eigenen Bedürfnisse oft vernachlässigt, was zu Stress und einem Verlust des Selbstwertes führen kann.

Beeil dich! – Der Hektiker

„Ich muss eben noch schnell ...“ So und ähnlich geht es Menschen mit einem stark ausgeprägten „Beeil dich!“-Antreiber. Diese Kinder und Jugendlichen wurden schon früh angetrieben, haben es sozusagen von klein auf gelernt, sich zu beeilen. Sie hatten die ständige Sorge, die Letzten zu sein – in der Schule, beim Sport oder zu Hause, wenn sie sich nicht beeilen. Kinder mit dem „Beeil dich!“-Antreiber sind in Gedanken selten im Hier und Jetzt und immer auf der Flucht. Alles ist wichtig, dringend und eilig und es fällt ihnen schwer, sich zu konzentrieren. Sie erledigen grundsätzlich mehrere Aufgaben gleichzeitig und sind voller Hektik. Einzelaufgaben sind schwer zu priorisieren, daher gibt es oft keinen klaren Zeitplan. Trotzdem haben diese Kinder die Fähigkeit, schnell auf komplexe Situationen zu reagieren und schnelle Lösungen zu finden.

Streng dich an! – Der Überforderer und Selbstausbeuter

„Von nichts kommt nichts“, „Ohne Fleiß kein Preis“ oder „Reiß dich zusammen“: Wenn dir diese Sätze bekannt vorkommen, dann kann dafür der innere „Streng-dich-an“-Antreiber verantwortlich sein.

Kinder und Jugendliche mit diesem Antreiber sind ganz besonders gründlich und pflichtbewusst, aber auch ständig unter Druck. Sie haben ein gutes Durchhaltevermögen und sind sozusagen eher Langstreckenläufer als Sprinter. Sie empfinden Anstrengung als wertvoll und suchen den anstrengendsten Lösungsweg. Dabei werten sie sich selbst ab und sind in einer Spirale der Überforderung und Selbst-Ausbeutung gefangen.

Auf einen Blick: die Merkmale der inneren Antreiber

Antreiber	Positive Eigenschaften	Negative Eigenschaften
Sei stark!	hohes Durchhaltevermögen, extrem belastbar	wirkt verbissen und distanziert, zeigt kaum Emotionen
Sei perfekt!	sorgfältig, präzise, konzentriert, leistet viel	wirkt besserwisserisch, hat hohe Ansprüche an sich und andere
Mach es allen recht!	empathisch, hilfsbereit, engagiert	kann schlecht Nein sagen, übereifrig, mischt sich ein
Streng dich an!	pflichtbewusst, hohes Durchhaltevermögen, ehrgeizig	ist ständig unter Druck, hat starke Selbstzweifel, wertet sich selbst ab
Beeil dich!	lösungsorientiert, guter Teamplayer, dynamisch	ist zerstreut, unkonzentriert, angespannt und hektisch

Fazit: Es gibt mehrere Komponenten, Glaubenssätze und innere Antreiber, die bei Kindern mit Essstörungen besonders ausgeprägt sein können. Nach meiner Erfahrung ist es bei Kindern mit Essstörungen häufig eine Kombination aus den folgenden drei Grunddispositionen:

1. **Perfektionismus:** Kinder mit Essstörungen haben oft einen hohen Anspruch an sich selbst und setzen sich unter Druck, alles perfekt zu machen, was zu Stress führen kann.
2. **Kontrolle:** Essstörungen können auch ein Ausdruck des Wunsches sein, Kontrolle über das eigene Leben zu haben, insbesondere wenn andere Bereiche des Lebens unsicher oder chaotisch erscheinen.
3. **Geringes Selbstwertgefühl:** Es kann sehr schwer für Kinder mit einem geringen Selbstwertgefühl sein, sich selbst zu akzeptieren oder das Gefühl zu haben, dass sie gut genug sind. Sie fühlen sich oft unzulänglich und haben das Gefühl, den hohen Erwartungen von Familie, Freunden, Lehrern oder der Gesellschaft nicht gerecht zu werden. Hierbei kann sich eine Essstörung als Bewältigungsstrategie entwickeln. Indem sie ihr Essverhalten kontrollieren und ihr Gewicht reduzieren, fühlen sich Kinder oft für einen Moment besser und unabhängiger, was ihnen ein Gefühl der Kontrolle und des Erfolgs vermittelt. Dies kann jedoch zu einem Teufelskreis führen, da sie beginnen, sich ausschließlich auf ihr Essverhalten zu konzentrieren und das Gefühl haben, dass sie ihre Selbstkontrolle verlieren, wenn sie sich nicht an ihre selbst auferlegten Regeln halten.

Was tun, um das zu überwinden?

Jeder Glaubenssatz, jeder innere Antreiber für sich hat irgendwann einmal eine positive Funktion für uns gehabt. Doch schau genau hin: Sind einzelne innere Antreiber heute noch immer gut für dein Kind oder sollte es sich lieber langsam, aber sicher von dem einen oder anderen alten Glaubenssatz verabschieden?

Konzentriere dich darauf, welche Glaubenssätze sich konkret auf das Leben deines Kindes auswirken. Wenn ein Glaubenssatz deinem Kind nicht guttut, unterstütze es, diesen durch einen positiven zu ersetzen. Diese Schritte können helfen:

- Identifiziere mit deinem Kind die negativen Glaubenssätze.
- Definiere den Antreiber auf neue Weise und bestärke dein Kind mit positiver Unterstützung und Zusprache.

Welche Rolle spielt Hochsensibilität?

Ganz allgemein nehmen hochsensible Menschen sehr viel mehr Reize auf und reagieren zudem viel stärker auf diese als andere Menschen. Diese Sensibilität beginnt bei ganz alltäglichen Dingen: Hochsensible Kinder und Jugendliche reagieren mit einer Überempfindlichkeit bei Reizüberflutungen, wie starken Gerüchen, kratzigen Wollpullovern oder hellem Licht. Wegen ihrer Sensibilität haben sie zudem eine höhere Wahrscheinlichkeit, allergische Reaktionen oder Nahrungsmittelunverträglichkeiten zu entwickeln.

Hochsensible Kinder und Jugendliche reagieren mit all ihren Sinnen insgesamt intensiver als andere. So erleben sie die Welt buchstäblich mit anderen Augen und Ohren, sie nehmen Farben intensiver wahr und empfinden Geräusche oftmals als unerträglich laut. Ihre Geruchsempfindlichkeit geht manchmal so weit, dass sie an sich selbst und an Personen im direkten Umkreis kein parfümiertes Deo ertragen – von richtigem Parfüm ganz zu schweigen.

Zusätzlich sind hochsensible Kinder und Jugendliche häufig sehr feinfühlig. Das bedeutet, sie nehmen die feinsten und kleinsten Schwingungen wahr und sind extrem empfänglich für die Stimmung, die zwischen den Menschen in ihrer direkten Umgebung herrscht. Sie spüren also förmlich, ob „etwas in der Luft liegt“. Diese ständige Reizüberflutung ist für hochsensible Kinder oft sehr anstrengend. Oft ziehen sich hochsensible Kinder zurück, um sich etwas abzuschirmen. Von außen wird ihr Verhalten dann schnell als schüchtern, introvertiert und als wenig sozial kompatibel eingestuft.

Tatsächlich sorgt aber die ständige Reizüberflutung bei hochsensiblen Kindern und Jugendlichen für eine Überbelastung und ihr Nervensystem braucht Zeit, um die Wahrnehmungen zu verarbeiten.

Wie fühlt sich eine Essstörung an?

Aus meinem Berufsalltag kenne ich den Wunsch vieler Eltern, dass es doch reiche, wenn ich als Therapeutin ihrem an sich sehr verständigen und klugen Kind erkläre, wie wichtig seine Ernährung sei. Dahinter steckt die Hoffnung, dass ihr Kind mit Vernunft reagiert und zu einem normalen Essverhalten zurückkehrt. Doch das funktioniert leider in den allermeisten Fällen nicht. Daher ist es so wichtig zu schauen, welche Gefühle, Gedanken und Ängste möglicherweise die Essstörung bei deinem Kind aufrechterhalten.

Das Gefühl, gestresst zu sein

Bei Essstörungen spielen Stress und Gefühle oft eine wichtige Rolle. Jedes Mal, wenn dein Kind mit Stress oder belastenden Gefühlen konfrontiert ist, wird eine Flut von Neurotransmittern in seinem Gehirn ausgelöst (z. B. Noradrenalin, Cortisol, Adrenalin). Diese Neurotransmitter können sein Essverhalten beeinflussen; bei manchen Kindern führt Stress dazu, dass sie mehr essen oder einfach aus Frust oder Langeweile anfangen, sich zu überessen (Binge-Eating-Störung). Bei anderen kann Stress dazu führen, dass sie weniger Appetit haben.

ZU WELCHEM STRESSTYP GEHÖRT DEIN KIND?

Welche Art von Essstörungen dein Kind entwickelt, hängt also auch davon ab, welcher Stresstyp es ist. Ganz allgemein unterscheidet man zwei Stresstypen: Die einen, die unter Stress essen, und die anderen, die nichts essen.

Für den Ausbruch von Essattacken können unterschiedliche Gefühle verantwortlich sein: Bei manchen Kindern sind es negative Emotionen wie Ärger, Trauer oder Stress, die dazu führen, dass sie sich mit Essen „trösten“ wollen, während bei anderen Kindern positive Gefühle wie Freude oder schöne Situationen wie Feiertage dazu führen, dass sie viel essen oder ungesund essen.

Emotionen und Stress können auch dazu beitragen, Essstörungen aufrechtzuerhalten: Kinder und Jugendliche, die ihre Nahrungsmittel beschränken und ständig an Essen und Gewicht denken, können emotionale Leere fühlen. Sie konzentrieren sich eben auf das Essen oder ihre Körperprobleme, anstatt auf ihre eigentlichen emotionalen Bedürfnisse zu achten. Dies kann dazu führen, dass sie sich selbst durch Essen trösten und tragen somit zu einem Teufelskreis bei. Weil das Thema so wichtig für die Analyse ist und später auch zur Bewältigung der Essstörung beiträgt, werde ich im Folgenden intensiver darauf eingehen.

Eustress und Emotionaler Distress

Wir unterscheiden positiven und negativen Stress: Eu- und Distress. Eustress, auch als positiver Stress bezeichnet, ist eine stressige Situation, die als motivierend und energiegeladen empfunden wird. Eustress wird als Gefühl von Herausforderung und Anregung empfunden und ist oft von kurzer Dauer. Meinen Patienten erkläre ich Eustress mit der Aufregung vor einer wichtigen Prüfung. Sie sorgt für die Ausschüttung von Adrenalin und damit für eine erhöhte Aufmerksamkeit. Das ist gerade in einer Prüfungssituation sehr nützlich. Meist verschwindet der Eustress im Verlauf der Prüfung von ganz allein.

Distress, oder negativer Stress, ist hingegen eine länger anhaltende stressige Situation oder ein Zustand, in dem das Kind oder der Jugendliche das Gefühl hat, überwältigt oder nicht in Kontrolle zu sein. Es handelt sich um einen Zustand, der das tägliche Leben beeinträchtigen kann. Emotionaler Distress kann durch verschiedene Faktoren verursacht werden, wie z. B. traumatische Erfahrungen, belastende Lebensereignisse, schwierige Beziehungen oder mentale Erkrankungen. Auch anhaltender Stress, z. B. durch schwierige persönliche Erfahrungen, finanzielle Probleme der Eltern oder Familienprobleme kann zu diesem Zustand führen. Distress kann eine signifikante Rolle bei der Entstehung und Aufrechterhaltung von Essstörungen spielen. Essstörungen wie Anorexie, Bulimie und Binge-Eating-Störungen sind oft nicht nur auf das eigentliche Essverhalten und das Gewicht des Kindes bezogen, sondern auch auf seinen psychologischen Zustand.

Insbesondere bei einer Binge-Eating-Störung ist Stress ein wichtiger Auslöser für Essanfälle und Heißhungerattacken. Es ist nicht ungewöhnlich, dass sich Kinder bei Stress oder emotionalen Belastungen dem Essen zuwenden, um sich zu beruhigen, zu trösten oder sich von ihren eigentlichen Gefühlen abzulenken. Manchmal ist das auch ein Verhalten, das in Familien fest etabliert ist. Manches Kind wird mit einem Bonbon oder einer anderen Süßigkeit nach einem Sturz getröstet oder für besonders liebes Verhalten belohnt.

Es gibt Studien, die den Zusammenhang zwischen familiärem Stress, wie z. B. Streitigkeiten und Konflikten, und der Entwicklung von Essstörungen bei Jugendlichen und jungen Erwachsenen untersucht haben. Umgekehrt kann eine Essstörung selbst auch wiederum zu Stress und emotionaler Belastung führen und somit zu einem Teufelskreis führen.

Wenn es um die Bewältigung des negativen Stresses geht, ist es wichtig, dass du dir bewusst machst, welche Auslöser bei deinem Kind eine Rolle spielen. Sprich mit deinem Kind darüber und versuche herauszufinden, welche Lebensereignisse oder Ängste bei ihm Stress oder Angst auslösen. Es ist sehr wichtig, dass du offen zuhörst und einfühlsam reagierst.

Eine weitere Möglichkeit, deinem Kind bei der Bewältigung seiner Emotionen zu helfen, ist, gesunde Bewältigungsmechanismen zu entwickeln. Indem dein Kind lernt, sich auf Entspannungsübungen zu konzentrieren, wie Yoga, Meditation, Atmung oder Achtsamkeit, kann es seinen emotionalen Distress auf eine positive Weise lindern. Diese Techniken können deinem Kind helfen, ein Bewusstsein für seine Gefühle zu fördern und alternative und gesunde Wege zu finden, mit Stress und Druck umzugehen. Dies trägt dazu bei, die Wahrscheinlichkeit zu verringern, dass dein Kind seine Emotionen durch ungesunde Essgewohnheiten unterdrückt.

Fazit: Es ist wirklich wichtig, dass du dir bewusst machst, welche emotionalen Herausforderungen bei deinem Kind zu Essstörungen führen können. Versuche, die zugrunde liegenden Ursachen zu erkennen und dein Kind auf jede erdenkliche Weise zu unterstützen, damit es gesunde Bewältigungsstrategien entwickeln kann. Wenn du auf die Gefühle deines Kindes einfühlsam und sensibel reagierst und ihm dabei hilfst, alternative Wege zur Bewältigung von Stress und Druck zu finden, kann dein Kind eine starke emotionale Grundlage aufbauen, die für eine erfolgreiche Genesung unerlässlich ist.

Überwältigende Emotionen

Werfen wir nun für ein noch tieferes Verständnis der Essstörung deines Kindes einen Blick auf die überwältigenden Emotionen, da auch sie eine wichtige Rolle spielen. Oft fühlen sich Kinder mit Essstörungen wie Bulimie, Binge-Eating-Störung oder Anorexie von ihren Gefühlen überwältigt und nutzen Essen als eine Bewältigungsstrategie, damit umzugehen.

Gerade in der Pubertät ist die Stimmungslage schwankend. In dieser Entwicklungsphase erlernen unsere Kinder die Fähigkeiten und Bewältigungsstrategien, um mit ihren Gefühlen umzugehen. Manche Kinder haben nur einen begrenzten Zugang zum eigenen emotionalen

Erleben oder aber sie glauben, von ihren Gefühlen beherrscht und überwältigt zu werden. Kinder und Jugendliche erleben Angst, Stress, Depression oder Trauer und haben vielleicht noch nicht die Fähigkeit entwickelt, diese negativen Emotionen auszudrücken. So können sie das Essverhalten zur Emotionsregulation entdecken, was in Folge zu einer Essstörung führen kann.

Mit Essen die Gefühle bewältigen

Bei Anorexie beispielsweise kann das betroffene Kind durch die Einschränkung des Essens das Aufkommen von Emotionen vermeiden. Anders bei Bulimie und Binge-Eating: Essattacken und Essanfälle dienen dazu, schmerzvolle Emotionen, wie ängstlich-bedrückte oder traurig-gereizte Gefühle, zu kontrollieren. Ganz konkret: Während einer Essattacke kommt es zu einer kognitiven Einengung, die eine Selbstwahrnehmung einschränkt und damit auch negative Gedanken und Gefühle. Diese negativen Gefühle kommen allerdings nach dem Essanfall zurück – in verstärkter Form. Die Stimmung verschlechtert sich meistens noch während des Anfalls. Häufig folgt dann nach dem Essanfall Erbrechen. Schuld, Scham und Ärger verstärken das ursprünglich negative Gefühl zusätzlich.

Kurzum: Das stark einschränkende Essverhalten bei der Magersucht dient dazu, Gefühle nicht zu spüren und sie zu vermeiden. Bei Bulimie und Binge-Eating sind Gefühle wie Angst, Ärger, Gereiztheit schon da und werden häufig als Auslöser für die Essanfälle beschrieben.

Schauen wir uns die verschiedenen Emotionen und Überzeugungen sowie deren Erleben im Detail an.

Angst

„Die ständige Angst, zu dick zu sein oder unkontrolliert zuzunehmen, ist tatsächlich nur **eine**, wenn auch die bekannteste, Ursache von Magersucht“, so beschreibt es die Bundeszentrale für gesundheitliche Aufklärung. Das bedeutet, dass die bestehende Angst sich überwiegend auf Bereiche, die mit der Figur und der Nahrung zu tun haben, bezieht (Anorexie, Bulimie).

Kinder, die an Essstörungen leiden, können oft eine starke Angst vor Gewichtszunahme haben. Diese Angst fühlt sich so stark an, als würden sie jedes Mal, wenn sie mit Essen konfrontiert werden, gebeten, aus einem fahrenden Auto zu springen. Es ist wirklich eine Todesangst. So wird jedes Essen zur Herausforderung, die sie kaum bewältigen können. Sie fühlen sich hilflos und alleingelassen mit ihren Ängsten und finden oft keinen Weg aus diesem Teufelskreis. Es ist wichtig zu verstehen, dass eine Essstörung keine Frage der Vernunft oder des Willens ist.

Es ist bekannt, dass die Angst vor Gewichtszunahme ein wichtiger Faktor sowohl bei Anorexie als auch bei Bulimie ist. Patienten mit Anorexie haben oft eine starke Angst vor Fett und Gewichtszunahme und halten deshalb ungesunde Essgewohnheiten aufrecht. Im Unterschied dazu haben Patienten mit Bulimie zwar auch oft eine starke Angst vor Gewichtszunahme, aber diese führt zu ungesunden Verhaltensweisen wie Essattacken und selbst herbeigeführtem Erbrechen, um ihr Gewicht zu kontrollieren.

Anorexie kann aber auch in einer ganz anderen Angst wurzeln. Kinder und Jugendliche, die an einer Emetophobie, also der Angst vor dem Erbrechen, leiden, können magersüchtig werden: Aus Angst vor Erbrechen vermeiden die betroffenen Kinder und Jugendlichen oft bestimmte Nahrungsmittel oder reduzieren ihre Nahrungsaufnahme insgesamt, um mögliches Erbrechen zu verhindern. Das führt in Folge zu einem massiven Gewichtsverlust.

Ärger

Studien haben gezeigt, dass bei Kindern und Jugendlichen mit Essstörungen ein verstärktes Empfinden von Ärger und Frustration vorliegt im Vergleich zu gesunden Kindern. Dies deutet darauf hin, dass emotionale Regulation eine wichtige Rolle bei der Entstehung von Essstörungen spielen kann.

Im Vergleich kann man sagen, dass an Anorexie erkrankte Kinder den Ärger eher unterdrücken oder gegen sich selbst richten. Im Gegensatz dazu drücken bulimische Kinder ihren Ärger eher nach außen aus. Bei ihnen führt der stark ausgeprägte Ärger zu einer typischen Impulsivität und endet in einem Essanfall. Bei anorektischen Kindern führt das stärkere Empfinden von Ärger oft zu einer Angst vor Ärger und in Folge zu weiteren Emotionsunterdrückungen.

Wenn dein Kind möglicherweise Schwierigkeiten hat, mit schwierigen Emotionen umzugehen und diese durch ungesunde Essverhaltensweisen wie z. B. Binge-Eating zu regulieren, nutzt es das Essen als eine Art von Belohnung oder Trost, um seine negativen Gefühle zu betäuben oder zu unterdrücken.

Es ist jedoch wichtig zu betonen, dass nicht alle Kinder und Jugendlichen mit Essstörungen erhöhte Wut oder ähnliche Emotionen empfinden. Jeder Mensch ist eben einzigartig und die Ursachen von Essstörungen sind sehr komplex und können von Person zu Person unterschiedlich sein.

Wenn es aber so ist, dann ist es für dich als Elternteil wichtig, die emotionalen Schwierigkeiten deines Kindes besser zu verstehen. Es muss gesunde Bewältigungsmöglichkeiten erlernen und gesunde Strategien, um mit negativen Emotionen umzugehen.

Ekel

Nach meiner Erfahrung in der Praxis haben viele an Essstörungen erkrankte Kinder und Jugendliche beim Gedanken an Essen oder beim Betrachten von Bildern von bestimmten Nahrungsmitteln ein stark erhöhtes Ekelgefühl. Somit ist Ekel ein weiteres häufiges Symptom, insbesondere bei Anorexie, auch in Folge einer Emetophobie oder Essstörungen mit der Einschränkung von Nahrungsmitteln. Essgestörte Kinder entwickeln oft eine starke Abneigung gegen bestimmte Nahrungsmittel oder ganze Nahrungsmittelgruppen. Diese Abneigung kann zu einem starken Ekelgefühl oder sogar zu Panikattacken führen, wenn sie mit diesen Lebensmitteln konfrontiert werden. Bei manchen an Anorexie erkrankten Kindern reicht bereits das Wort „Butter", um eine Angst bis hin zur Panik auszulösen.

Diese extreme Abneigung gegen bestimmte Nahrungsmittel kann eine Reihe von Gründen haben. Zum einen kann sie auf eine Verbindung zwischen Essen und negativen Emotionen zurückzuführen sein, wie z. B. Schuld- oder Schamgefühle, die mit dem Essen verbunden sind. Andererseits kann es auch daran liegen, dass essgestörte Kinder glauben, dass das Essen „unrein" oder „ungesund" ist, und somit die Kontrolle über die Ernährung behalten möchten. Kinder mit Emetophobie empfinden Ekel vor Nahrungsmitteln, die sie mit Übelkeit oder Erbrechen verbinden.

Diese Abneigung gegen bestimmte Nahrungsmittel kann ein großes Hindernis bei der Behandlung von Essstörungen darstellen.

Freude

Kinder und Jugendliche mit einer Essstörung erleben deutlich weniger Freude als gesunde Kinder, obwohl sie mit ihrer Essstörung hauptsächlich unangenehme und negative Gefühle regulieren. Viele essgestörte Kinder und Jugendliche leiden unter einem verminderten Interesse und weniger Freude auch an Aktivitäten, die sie früher einmal wirklich gern gemacht haben. Dies kann eine Reihe von Gründen haben, einschließlich der Tatsache, dass die Essstörung selbst dazu führen kann, dass sich die betroffenen Jugendlichen isolieren und sich von sozialen Aktivitäten zurückziehen.

Nicht selten sind Essstörungen auch mit Depressionen oder anderen psychischen Erkrankungen verbunden. Depressionen können dazu führen, dass Kinder und Jugendliche sich traurig, hoffnungslos und leer fühlen und Schwierigkeiten haben, Freude und Zufriedenheit zu empfinden. Essstörungen und Depressionen können sich gegenseitig beeinflussen und verschlimmern, weshalb beide Erkrankungen angemessen und umfassend therapiert werden müssen.

Eine Kombination aus Psychotherapie, Medikation und anderen unterstützenden Maßnahmen kann dazu beitragen, sowohl die Essstörung als auch die zugrunde liegenden psychischen Probleme zu behandeln. Dies hilft den betroffenen Kindern und Jugendlichen, das Leben wieder zu genießen und eine bessere Lebensqualität zu erreichen. Aber auch hier möchte ich auf die grüne Power der Naturmedizin hinweisen und dir empfehlen, es zunächst auch damit zu versuchen, bis man auf Stärkeres wie Psychopharmaka zurückgreift.

Scham

Menschen mit Essstörungen kämpfen oft mit einem starken Gefühl von Scham. Sie fühlen sich klein, minderwertig und machtlos, weil sie nicht in der Lage sind, „normal" zu essen und zu leben. Sie schämen sich, weil sie vielleicht Lebensmittel wegwerfen, weil sie Handlungen verbergen und auch weil sie lügen. Sie haben das Gefühl, dass sie versagen und ihre Essstörung ein Zeichen dafür ist, dass sie keine Kontrolle über ihr Leben haben. Dies führt oft zu einem Gefühl der Isolation und des Rückzugs, da sie sich schämen, anderen von ihrer Essstörung zu erzählen oder um Hilfe zu bitten. Die Scham verstärkt oft den Teufelskreis einer Essstörung, da sie die Betroffenen daran hindert, offen und ehrlich über ihre Probleme zu sprechen und Hilfe zu suchen.

Bewegungsdrang

Ein erhöhter Bewegungsdrang ist bei Kindern mit Anorexie oder Bulimie oft ein Zeichen für ihre strenge Kontrolle und Beschränkung der Nahrungsaufnahme. Bewegung ist Kompensation und eine Möglichkeit, den Kalorienverbrauch zu erhöhen und dabei das Gewicht weiter zu senken. Kinder mit Anorexia nervosa fühlen sich oft unruhig, ängstlich oder gestresst, wenn sie nicht aktiv sind oder nicht ausreichend Bewegung bekommen haben. Deshalb kann es bei ihnen vorkommen, dass sie lange Spaziergänge machen, Sport treiben oder viel in Bewegung sein möchten, um den Drang im Körper auszugleichen und ein Gefühl von Kontrolle und Sicherheit zu erlangen.

Kinder und Jugendliche mit Bulimie versuchen mit dem Bedürfnis nach Bewegung, den übermäßigen Konsum von Lebensmitteln auszugleichen und zu vermeiden, an Gewicht zuzulegen. Durch viel Bewegung kann das Gefühl entstehen, wieder „Kontrolle über das Essen" zu haben. Erhöhter Bewegungsdrang trifft jedoch nicht auf alle Erkrankten zu. Es gibt verschiedene therapeutische Ansätze, die gezielt den Bewegungsdrang behandeln und angemessene sportliche Aktivitäten fördern, um das Körpergefühl und Selbstwertgefühl der Kinder und Jugendlichen zu verbessern.

Trauer

Viele von Essstörungen betroffene Kinder und Jugendliche empfinden tatsächlich eine große Traurigkeit. Die starke Einschränkung der Nahrungsaufnahme führt zu körperlichen und neurologischen Veränderungen, die ihre Stimmung zusätzlich beeinträchtigen können (siehe Seite 55). Die Trauer kann sich sowohl auf die Erkrankung selbst als auch auf die Folgen der Erkrankung wie soziale Isolation, Verlust der Lebensqualität, Schulprobleme und mögliche Komplikationen beziehen.

Von Bulimie betroffene Kinder empfinden vor und nach Ess- und Brechanfällen eine starke emotionale Belastung. Sie fühlen sich traurig, alleingelassen und kraftlos, insbesondre nachdem sie die „reinigenden" Maßnahmen, wie das selbst herbeigeführte Erbrechen, durchgeführt haben. Dieser Zyklus kann eine starke emotionale Belastung verursachen, die von Scham und Schuldgefühlen bis hin zu Angstzuständen und Depressionen reicht.

Andere emotionale Faktoren, die zu Essstörungen beitragen können, sind mangelndes Selbstwertgefühl, ein schlechtes Körperbild und starke Stimmungsschwankungen. Manchmal können Essstörungen auch als eine Form der Selbstbestrafung in Reaktion auf negative Emotionen oder Traumata entstehen.

Selbstachtung und Selbstwertgefühl

Es kann schwer zu verstehen sein, wie sehr das geringe Selbstwertgefühl das Leben deines Kindes beeinflussen kann. Es ist möglicherweise nicht leicht zu erkennen, dass die ständigen Gedanken an Kalorien und Gewicht nur Symptome des eigentlichen Problems sind. Der Kern ist oft der unerschütterliche Glaube des Kindes, dass es nicht gut genug ist.

Für dein Kind kann es sich so anfühlen, als stünde es permanent unter Beobachtung und Leistungsdruck. Es mag das Gefühl haben, dass alles, was es tut, nicht ausreicht oder sogar falsch ist. Das kann zu einem unfassbar negativen Selbstbild führen, wodurch dein Kind sich als minderwertig und nicht liebenswert betrachtet.

Die geringe Selbstachtung kann die Wahrnehmung deines Kindes von sich selbst und seiner Welt verändern. Es kann schwer sein, ihm zu helfen, sich von diesen negativen Überzeugungen zu lösen, da diese so tief in seinem Selbstbild verwurzelt sind.

Hilf deinem Kind dabei, seine Gedanken und Gefühle zu erkennen und zu verstehen, dass sie möglicherweise nicht der Realität entsprechen. Besprich mit deinem Kind, was es tatsächlich als Erfolg betrachtet und welche positiven Eigenschaften es hat. Versuche, sein Selbstwertgefühl zu stärken, indem du dein Kind ermutigst, Dinge zu tun, die es herausfordern und mit denen es wiederum positive Erfahrungen sammeln kann.

Es ist von großer Bedeutung, als Elternteil einfühlsam und verständnisvoll zu sein. Versuche, dich in die Gefühle deines Kindes hineinzuversetzen und seine Sichtweise zu verstehen. Gib deinem Kind immer wieder zu verstehen, dass es wertvoll ist und dass es trotz allem geliebt wird. Unterstütze es dabei, sich nicht allein auf sein Aussehen zu fokussieren, sondern zeige ihm, dass es viele andere Dinge gibt, die es liebens- und schätzenswert machen. Mach ihm Mut, seine Stärken und Leistungen kennenzulernen und sich selbst zu akzeptieren.

Selbstbewusstsein und Selbstvertrauen

Kinder mit Essstörungen haben oft ein niedriges Selbstbewusstsein. Sie neigen dazu, sich sehr selbstkritisch zu hinterfragen und unter einem stark negativen Selbstbild zu leiden. Oftmals wird das eigene Körperbild sehr negativ wahrgenommen und Einflüsse von außen, wie z. B. die Medien oder kritische Kommentare von anderen, verstärken diese Wahrnehmung.

An Essstörungen erkrankte Kinder und Jugendliche haben oft das Gefühl, dass sie nicht gut genug sind oder dass sie alles „falsch" machen. Häufig vertreten sie keine eigene Meinung, aus Angst, etwas „Falsches" zu sagen. Sie denken, dass sie keinen Wert haben, wenn sie nicht dünn genug sind, oder wenn sie eine bestimmte Kleidergröße nicht erreichen. Diese negativen Gedanken können wiederum dazu führen, dass sie sich noch stärker auf ihre Essstörung konzentrieren, um diese negativen Gefühle zu bewältigen.

Kinder mit Essstörungen haben oft auch einen Mangel an Selbstvertrauen. Sie glauben nicht an ihre eigenen Fähigkeiten und fühlen sich unsicher und ängstlich. Dies kann dazu führen, dass sie Schwierigkeiten haben, Entscheidungen zu treffen oder ihre Meinung zu vertreten. An Emetophobie erkrankten Kindern fehlt das Vertrauen in den eigenen Körper und die Körpervorgänge oft vollständig.

Es ist wichtig, dass du mit deinem Kind an seinem Selbstvertrauen arbeitest, um ihm zu helfen, die eigenen Fähigkeiten und Stärken zu erkennen. Die Stärkung des Selbstvertrauens kann durch verschiedene Methoden erreicht werden, wie z. B. durch die Identifikation von Erfolgen und Fähigkeiten. Lobe dein Kind für seine Anstrengungen, nicht nur für seine Leistungen. Betone die Fortschritte, die es gemacht hat, und ermutige es, weiter zu üben und seine Fähigkeiten zu verbessern. Damit schaffst du Erfolgserlebnisse. Bestärke dein Kind darin, seine eigenen Entscheidungen zu treffen und Verantwortung zu übernehmen. Ermutige es, selbstständig zu sein und kleine Aufgaben allein zu erledigen.

Eine weitere wirksame Methode zur Stärkung des Selbstvertrauens bei Kindern mit Essstörungen ist das Üben von Selbstfürsorge. Indem dein Kind lernt, sich selbst um seine emotionalen und körperlichen Bedürfnisse zu kümmern, erhöht es das Gefühl der Sicherheit und Selbstwirksamkeit.

VERTRAUE DEINEM BAUCHGEFÜHL

Lass dich nicht entmutigen, wenn dein Kind die Essstörung abstreitet und leugnet. Essstörungen sind oft versteckte Krankheiten, die auch bei Kindern schon mit Scham und Schuldgefühlen verbunden sind. Möglicherweise hast du bereits versucht, während einer Mahlzeit einzugreifen und dein Kind hat daraufhin wütend reagiert, dir die Schuld gegeben oder sich geweigert, etwas zu essen oder ist sogar weggerannt. Es ist frustrierend, wenn du möglicherweise auf Widerstand stößt und wenn dein Kind ablehnend auf dich reagiert. Das kann dich selbst verzweifelt oder hilflos fühlen lassen. Aber vertraue auf dein elterliches Bauchgefühl und sei standhaft, auch wenn es schwierig wird. Es kann ein langer und herausfordernder Weg sein, deinem Kind zu helfen, aber es ist wichtig, hartnäckig zu bleiben und niemals aufzugeben – denn dein Kind braucht dich jetzt mehr denn je.

Widerstand und Ablehnung

Es ist nicht ungewöhnlich, wenn dein Kind Widerstände gegen deine Hilfsangebote zeigt. Diese Reaktion ist in gewisser Weise eine Schutzmaßnahme, um seine Essstörung aufrechtzuerhalten, mit deren Hilfe es mit Emotionen und Stress umgeht. Die Essstörung hat ja für dein Kind einen Zweck, sie ist für dein Kind (immer noch) eine Art Lösung.

Dein Kind kann im Widerstand launisch, zickig, bockig, weinerlich, empfindlich, aufbrausend, reizbar oder quengelig sein. Ich bitte dich zu verstehen, dass dieses Verhalten ein Ausdruck von Angst ist. Es ist die Angst davor, sich von der Essstörung zu lösen. Der Widerstand gegen jegliche, auch kleinste Veränderungen und Hilfsangebote ist insbesondere bei Kindern mit Anorexie ganz besonders intensiv.

Es ist durchaus möglich, dass diese für alle Familienmitglieder sehr anstrengenden Verhaltensweisen deines Kindes über einen längeren Zeitraum, oft über mehrere Monate, lang bestehen bleiben. Umso wichtiger ist es für dich zu begreifen, dass dieses Verhalten nicht absichtlich oder böswillig ist. Das Verhalten spiegelt wirklich die pure Verzweiflung deines Kindes wider. Und auch dann, wenn Unterstützungsangebote schon in den Alltag integriert sind, bleibt das Verhalten häufig noch bestehen. Es gibt dafür leider keine schnelle Lösung und auch keine Abkürzung im Prozess. Es ist wichtig, dass du dich darauf einstellst, dass es ein längerer Weg sein kann, den du gemeinsam mit deinem Kind gehen darfst.

Achte darauf, dass du respektvolle und von Mitgefühl geprägte Gespräche mit deinem Kind führst. Du darfst es nicht überfordern oder mit Schuldgefühlen belegen. Du solltest dich stattdessen bemühen, seine Perspektive anzunehmen und auf seine Bedürfnisse und Ängste einzugehen. Nur durch ein unterstützendes und verständnisvolles Miteinander können wir eine positive Beziehung zu unseren Kindern aufbauen und sie auf ihrem Lebensweg stärken und begleiten.

Externe Hilfe als Chance begreifen

Bitte vermittle deinem Kind, dass Hilfe – auch professionelle Hilfe – keine Strafe ist, sondern vielmehr eine Chance bietet, das Leben in positiver Weise zu verändern und sein Selbstwertgefühl wiederzuerlangen.

Eine gute Strategie ist, deinem Kind zu erklären, dass es selbst die volle Kontrolle behält und dass das Ziel der Therapie darin besteht, ihm Wissen und Fähigkeiten zur Verfügung zu stellen, um besser mit schwierigen Gefühlen und Stress umzugehen. Es kann auch hilfreich sein, dein Kind in Entscheidungsprozesse einzubeziehen und ihm zu erlauben, eine aktive Rolle bei der Wahl von Behandlungsoptionen und Zielen zu spielen.

Ich bitte dich, geduldig zu sein und zu erkennen, dass das Überwinden von Essstörungen ein Prozess ist, der Zeit und Unterstützung erfordert. Ein behutsamer, unterstützender Ansatz ist der beste Weg, um dein Kind zu motivieren, Hilfe anzunehmen, und um langfristige Veränderungen und ein gesundes Selbstwertgefühl zu fördern.

Ich kann nachvollziehen, dass die Emotionen deines Kindes dich sehr berühren und manchmal dazu führen, dass du wütend und verzweifelt bist. Es ist verständlich, dass du deine Frustration auch mal herauslassen musst, um dich besser zu fühlen. Es ist vollkommen okay, sich so zu fühlen, denn du bist ein Mensch mit Gefühlen und nicht unbesiegbar. Es ist jetzt besonders wichtig, dass du auch Zeit für dich selbst einplanst, um dich zu entspannen und für dein eigenes Wohlbefinden zu sorgen. Du verdienst es, dass du auch an dich denkst und dich um deine eigenen Bedürfnisse kümmerst, um wieder Kraft zu tanken und dich um deine Familie zu kümmern.

Unlogisches Denken

Es ist zutiefst frustrierend für dich als Elternteil, wenn dein kluges und rationales Kind auf einmal in Bezug auf Essen und Gewicht völlig unvernünftig und nicht ansprechbar ist. Es hat Gedanken, die für andere irrational erscheinen und die es nicht einfach mit Vernunft aus seinem Leben verbannen kann. Wenn es sich beispielsweise für zu dick hält, kann jede noch so gut gemeinte Erklärung des Gegenteils komplett wirkungslos bleiben oder sich ins Gegenteil verkehren.

Kinder mit Essstörungen haben Denkmuster, die man als Schwarz-Weiß-Denken bezeichnen kann, das zwischen extremen Perspektiven wechselt, z. B. „Ich bin entweder perfekt oder ein Versager". Darüber hinaus gibt es auch eine Form des Katastrophisierens, ein Denkmuster, mit dem sich dein Kind immer auf das Schlimmste einstellt. Es könnte z. B. befürchten, dass es sofort von einem Lebensmittel zunehmen wird, wenn es nicht unbedingt alle Lebensmittel vorher probiert. Oder dein Kind reagiert auf Ereignisse, als ob sich nur und ausschließlich alles um es selbst dreht. Dann bezieht dein Kind Äußerungen oder Blicke direkt auf sich selbst und fühlt sich sofort persönlich angegriffen.

Fehlende Krankheitseinsicht

Durch meine Erfahrung in der Praxis und zahlreiche Gespräche mit Familien ist mir bekannt, dass Kinder und Jugendliche oft Schwierigkeiten haben, die Bedeutung einer Essstörung zu erkennen. Fehlende Krankheitseinsicht, die Anosognosie, bezeichnet in der Psychologie ein Phänomen, bei dem eine Person ihr Krankheitsbild nicht oder nur unzureichend erkennt oder akzeptiert. Bei Essstörungen kann dies dazu führen, dass Kinder und Jugendliche die Schwere ihrer Erkrankung nicht erkennen oder sogar leugnen. Sie sind häufig der Meinung, dass sie kein Problem haben oder dass sie ihre Essstörung selbst in den Griff bekommen können. Häufig lehnen sie Hilfe kategorisch ab oder suchen zu spät Hilfe, was den Verlauf der Erkrankung verschlechtern und zu schweren gesundheitlichen Komplikationen führen kann.

Fazit: In diesem Kapitel haben wir über die verschiedenen Gefühle und starken Überzeugungen, unter denen auch dein Kind leidet, gesprochen. Und auch darüber, wie diese durch Ängste, Schamgefühle und Anosognosie verstärkt werden. Es ist von großer Bedeutung, dass du diese Informationen verinnerlichst und damit die Hintergründe der Essstörung verstehst. Dies bildet die Grundlage dafür, dass du die richtigen Maßnahmen ergreifst und dein Kind in seinem Heilungsprozess bestmöglich unterstützen kannst.

Körperbild und Körperschema

Körperbild und Körperschema sind ein wichtiger Bestandteil von Essstörungen. Eigentlich fast alle Kinder und Jugendlichen mit Essstörungen haben eine verzerrte Wahrnehmung ihres eigenen Körpers und halten sich für zu dick oder unattraktiv, selbst wenn das nicht der Fall ist.

KÖRPERBILD ODER KÖRPERSCHEMA?

Das Körperbild beschreibt die Wahrnehmung des eigenen Körpers im Spiegel, während das Körperschema das eigene Körpergefühl betrifft. Körperschemastörungen werden oft in Therapie und Fachartikeln diskutiert. Körperschema ist ein unbewusster, neuronaler Prozess und kann die Akzeptanz von Essstörungen beeinträchtigen. Dies führt oft dazu, dass Kinder trotz objektiver Beweise felsenfest davon überzeugt sind, dass ihr Körper zu dick oder unproportioniert ist.

Kommentare zum Aussehen der Kinder können zu einem gestörten Körperbild und zu einem geringen Selbstwertgefühl beitragen, insbesondere wenn sie bereits mit Essstörungen oder Körperbildproblemen zu kämpfen haben. Konzentriere dich stattdessen auf positive Aussagen über die Persönlichkeit und Verhaltensweisen deines Kindes, wie z. B. seine Werte, Interessen und Fähigkeiten. Ermutige dein Kind, seine Stärken und Leistungen wertzuschätzen, um so ein positives Selbstbewusstsein aufzubauen.

Die Abwertung des eigenen Körpers ist oft ein entscheidender Faktor, der zur Entstehung von Essstörungen beiträgt. Hat dein Kind Schwierigkeiten, mit der eigenen Körperform zufrieden zu sein, und vergleicht es sich mit anderen? Negative Gedanken über den eigenen Körper können sich dann verstärken, was in eine Diät führen kann, oder dein Kind zieht sich mehr und mehr vom sozialen Leben zurück. Die Sehnsucht nach einem perfekten Körper hat in unserer Gesellschaft eine bedrohliche Größe angenommen. Das ständige Vergleichen mit anderen, insbesondere über Social-Media-Netzwerke, kratzt am Selbstbewusstsein und verstärkt somit den negativen Kreislauf.

Kinder und Jugendliche mit Essstörungen können ihr Aussehen oft nicht objektiv bewerten und interpretieren ihre körperlichen Merkmale als unattraktiv oder mangelhaft. Diese negative Selbstwahrnehmung beeinflusst ihr Selbstbild und Selbstwertgefühl. Um ein „perfektes" Erscheinungsbild zu erreichen, versucht das betroffene Kind übermäßig abzunehmen. Werden die hochgesteckten Ziele nicht erreicht, verstärkt sich das negative Selbstbild noch weiter. Daher ist es wichtig, bei der Behandlung von Essstörungen auch immer an einer positiven Körperselbstwahrnehmung und einer Reduzierung der Selbstabwertung zu arbeiten.

Eine negative Einstellung zu ihrem Körper kann auch dazu führen, dass essgestörte Kinder und Jugendliche ihre körperlichen Aktivitäten einschränken, um andere Menschen nicht auf ihren Körper aufmerksam zu machen. Negative Gedanken und Emotionen führen auch in sozialen Situationen zu Isolation und Rückzug.

Wenn dein Kind von sich aus zu dir kommt und seine körperlichen Veränderungen wie z.B. Gewichtsverlust thematisiert, dann gib dazu keine sofortige Wertung ab. Versuche stattdessen, wenn es dir irgendwie möglich ist, auch keine negativen Urteile zu fällen. Ich bitte dich, den Körper deines Kindes nicht zu kommentieren. Weil in der Summe diese – wenn auch nachvollziehbaren – Kommentare dazu führen können, dass dein Kind Besorgnis oder Scham fühlt. Das kann das Essverhalten deines Kindes weiter verstärken oder erst zu Essstörungen führen. Insgesamt empfehle ich dir, grundsätzlich eine positive Atmosphäre zu schaffen und die körperlichen Eigenschaften deines Kindes nicht in den Fokus zu rücken. Es geht um liebevolles Verständnis und darum, deinem Kind andere Werte zu vermitteln. Die wichtigste Unterstützung für dein Kind besteht darin, ihm ein positives Selbstbild zu vermitteln!

Die Behandlung von Essstörungen beinhaltet oft die Arbeit an einer positiven Körperselbstwahrnehmung. Der Fokus liegt darauf, dass das erkrankte Kind den eigenen Körper realistisch und positiv wahrzunehmen lernt, um sein Selbstwertgefühl zu verbessern.

TRANSGENERATIONALES KÖRPERBILD: DER EINFLUSS DES MÜTTERLICHEN KÖRPERBILDES AUF DAS DER TOCHTER

Die Art und Weise, wie auch gesunde Mütter über ihren eigenen Körper sprechen, kann die Meinung und Einstellung ihrer Töchter gegenüber ihrem eigenen Körper beeinflussen – entweder positiv oder negativ.

Nicht selten haben Kinder mit Essstörungen auch essgestörte Mütter oder manchmal auch essgestörte Tanten oder Großmütter. Daran sieht man, dass sich ein Körperbild oder das Bild von Gewicht, Figur und die Bewertung bestimmter Körperteile manchmal über Generationen fortführen kann.

SO VERHÄLTST DU DICH RICHTIG

Es ist sicher schwer für dich, dabei zuzusehen, wie dein Kind leidet, und nicht zu wissen, wie du helfen kannst. Aber es gibt Schritte, die du unternehmen kannst, um dein Kind bestmöglich zu unterstützen. Wie genau kannst du dich also verhalten?

Ich erlebe es in der Praxis immer wieder, wie gefordert Eltern mit der Situation ihres Kindes mit einer Essstörung in der Familie sind. Das Leben wird auf den Kopf gestellt, nichts ist, wie es vorher war, und vor allem, dein Kind ist nicht das Kind, wie du es seit vielen Jahren kennst. Diese Verhaltensveränderungen sind Teil seiner Essstörung und neben der eigentlichen Erkrankung eine große Belastung.

5 goldene Regeln für den Umgang mit deinem Kind

Es gibt einige allgemeine, aber äußerst wichtige Regeln für den Umgang mit deinem Kind, die du beachten solltest. Ich habe sie deshalb „5 goldene Regeln" genannt. Sie gelten für alle Arten von Essstörungen und mit ihrer Hilfe schaffst du eine positive und unterstützende Atmosphäre für dein betroffenes Kind.

1. Sprich mit deinem Kind: Offene und empathisch Gespräche sind sehr wichtig, um Essstörungen bei Kindern erfolgreich behandeln zu können. Unterstütze dein Kind dabei, sich dir gegenüber zu öffnen, nimm dein Kind ernst und teile dabei auch deine eigenen Sorgen und Fragen mit.

2. Mach niemandem Schuldgefühle: Es ist wichtig zu verstehen, dass Essstörungen niemandes Schuld sind. Schiebe keine Schuld auf dein Kind oder irgendjemand anderen und sorge dafür, dass dein Kind weiß, dass du es verstehst und unterstützt.

3. Schaffe eine positive Atmosphäre: Fokussiere dich auf die positiven Eigenschaften deines Kindes und schaffe ein Umfeld, das dein Kind unterstützt und sich sicher und geborgen fühlen lässt. Lob dein Kind für Fortschritte und organisiere gemeinsame Unternehmungen und Mahlzeiten, die Freude bereiten.

4. Sei geduldig: Essstörungen zu überwinden, braucht Zeit, und es gibt selten eine schnelle Lösung. Sei geduldig und unterstütze dein Kind auf lange Sicht. Gib dem Heilungsprozess Zeit und reduziere dabei auch deinen eigenen Stress.

5. Rücke die körperlichen Eigenschaften deines Kindes aus dem Fokus: Abhängig vom Alter und der Phase der Essstörung kann es sehr hilfreich sein, deinem Kind deutlich zu machen, dass du als Elternteil dafür verantwortlich bist, auf seine Gesundheit zu achten, und dass ihr dies auch tut. Es geht darum, deinem Kind Halt zu geben und sein Vertrauen zu gewinnen und aufrechtzuerhalten.

Die wichtigste Regel für euch als Eltern

Es ist wichtig, dass ihr als Eltern zusammenarbeitet und an einem Strang zieht. Ihr gebt damit eurem Kind Sicherheit und Stabilität. Euer Ziel sollte sein, als Team zu handeln und eure Sorgen und Ängste bei der Behandlung eures Kindes miteinander zu teilen.

Damit stellt ihr sicher, dass euer Kind mit einer einheitlichen Stimme und einem klaren Plan unterstützt wird. So zeigt ihr eurem Kind, dass es eine sichere und unterstützende Umgebung hat und dass ihr Eltern zusammensteht und zusammenhaltet, um ihm zu helfen.

Das kannst du tun

Ich möchte dir zunächst allgemeine praktische Tipps und Tricks zum Umgang mit deinem Kind bei Essstörungen geben, die für alle Arten von Essstörungen relevant sind. Im weiteren Verlauf des Kapitels werden wir uns dann gezielte Ansätze und Maßnahmen für die konkreten Essstörungen ansehen und besprechen, die du ergreifen kannst, um deinem Kind zu helfen.

Hilf deinem Kind bei Stressbewältigung

Versuche, deinem Kind bei der Bewältigung von Stress und Herausforderungen zu helfen. Eine Möglichkeit ist, gemeinsame Aktivitäten wie Sport oder Entspannungsübungen zu fördern. Moderater Sport bei übergewichtigen Kindern kann dabei helfen, ihre Stimmung zu verbessern, den Körper zu stärken und Stress abzubauen. Entspannungsübungen wie Yoga oder Achtsamkeitsmeditation helfen, das Wohlbefinden deines Kindes zu steigern, Stress abzubauen und seine Konzentration zu verbessern. Wichtig ist hierbei, dass die Aktivitäten auf die Bedürfnisse und Interessen deines Kindes zugeschnitten sind und von ihm nicht als Zwang oder Verpflichtung wahrgenommen werden.

Indem du dein Kind ermutigst, aktiv gegen Stress anzugehen und ihm den Weg dahin ebnest, trägst du aktiv dazu bei, dass es besser mit Herausforderungen und Stress umgehen kann und seine Essstörung möglicherweise leichter überwinden kann. Warum ist das so wichtig? Dein Kind – egal mit welcher Essstörung – lebt mit einer permanenten Anspannung. Sein ganzes Nervensystem ist aufs höchste Maß aktiviert. Dein Kind in der Essstörung hat Angst, Angst vor dem Essen, vor dem Dicksein, davor, sich zu übergeben usw. Sein Körper ist wie bei einer Bedrohung oder in Stresssituationen aktiviert.

Bei einer Behandlung der Essstörung deines Kindes sollte ein elementarer Bestandteil die Stärkung des Vagusnervs sein. Denn er ist ein wichtiger Teil des parasympathischen Nervensystems, das für die Entspannungsreaktion im Körper verantwortlich ist. Er reguliert wichtige Körperfunktionen wie Herzschlag, Atmung, Verdauung und Stoffwechsel. Eine gesunde Funktion des Vagusnervs trägt daher zu einem optimalen Gesundheitszustand bei.

Verschiedene Techniken wie beispielsweise Atemübungen, Yoga, Meditation und Massagen können dazu beitragen, den Vagusnerv zu stimulieren und zu stärken. Wird der Vagusnerv gestärkt, kann dies den Körper dabei unterstützen, sich zu entspannen und zu heilen.

Du solltest außerdem Zeit für Familienaktivitäten schaffen: Tauscht euch über Erlebnisse aus oder seid einfach als Familie zusammen. Gemeinsame Zeit kann eine Gelegenheit sein, dass du die Beziehung zu deinem Kind stärkst und ihm zudem ein Signal gibst, dass es nicht allein mit seinen Problemen ist.

Ein Teil der Lösung: Das Gehirn reprogrammieren

Das Gehirn ist in der Lage, seine Arbeitsweise zu verändern. Obwohl Verhaltensweisen und Reaktionen von essgestörten Kindern auf den ersten Blick unkontrollierbar erscheinen, sind sie in Wirklichkeit das Ergebnis davon, wie ihrem Gehirn durch Erfahrungen antrainiert wurde, zu denken und zu reagieren. Die gute Nachricht lautet aber, es ist auch wieder in eine andere Richtung trainierbar.

Zum Beispiel durch Konditionierung: Dies ist ein Prozess, in dem ein bestimmtes Verhalten oder eine bestimmte Reaktion durch wiederholte Erfahrung oder Belohnung verstärkt werden kann. Sicher kennst du aus dem Biologieunterricht die Geschichte über Konditionierung von dem russischen Wissenschaftler Ivan Pavlov, und seinem Hund. Er konditionierte seinen Hund darauf, das Klingeln einer

Glocke mit Futter zu assoziieren. Sobald der Hund also das Klingeln hörte, hechelte er und begann zu sabbern, auch wenn kein Futter vorhanden war. Dies ist ein Beispiel für klassische Konditionierung: Durch Wiederholungen und Konfrontationen kann mit einem bestimmten Reiz ein Verhalten oder eine Reaktion konditioniert werden. Schauen wir uns dies anhand der einzelnen Essstörungen einmal an.

Anorexie und Emetophobie

Nehmen wir einmal an, du bietest deinem Kind ein Butterbrot zum Abendessen an. Aufgrund der Anorexie reagiert es ängstlich, dabei greift sein Unterbewusstsein auf abgelegte, gespeicherte Eindrücke und Erinnerungen zurück. Manche dieser Erinnerungen sind dem Kind vielleicht bewusst, andere längst verdrängt und tief im Unterbewusstsein verborgen. Das bedeutet, das Gehirn deines Kindes feuert viele Neuronen ab, die zu dem Gedanken führen, dass das Essen vermieden werden sollte. Diese Reaktion basiert auf ebendiesen früheren Erfahrungen, die dein Kind mit diesem Lebensmittel gemacht hat. Etwa, dass es beim Anblick des Butterbrots negative Gedanken hat (Anorexie: „Das macht dick“) oder Erinnerungen (Emetophobie: „Davon wird mir schlecht“, „Davon musste ich mich übergeben“) ausgelöst hat, die reflexartig und in Zukunft automatisch abgerufen werden.

Dies zeigt, wie das Gehirn durch Erfahrungen und trainierte Reaktionen geprägt wird. Hinzu kommt, dass jedes Mal, wenn dein Kind das Butterbrot ablehnt, die Ängstlichkeit und Vermeidung im Gehirn weiter verstärkt und bestätigt werden, weil das Gehirn auf der Grundlage früherer Erfahrungen lernt und darauf reagiert. Wenn dein Kind immer wieder das Ablehnen des Essens mit der Vermeidung von Angst verknüpft, kann es immer schwieriger werden, sein Verhalten in Zukunft zu ändern. Genau so funktioniert es im Gehirn deines Kindes, wenn es sich erst nach einer Runde joggen erlaubt, etwas zu essen.

Bulimie und Binge-Eating

Indem Kinder mit Essstörungen bestimmte Verhaltensmuster wiederholen, kann ihr Gehirn in einer Weise gestaltet werden, dass diese Muster zur automatischen Reaktion werden. Dazu gehören im Falle von Bulimie die verschiedenen Kompensationen, wie exzessiver Sport und Erbrechen.

Auch Binge-Eating wird durch Konditionierung beeinflusst. Wenn dein Kind das Essen als Bewältigungsmechanismus für Stress oder Emotionen verwendet, nimmt sein Gehirn diese Handlung als „Belohnung“ wahr und setzt bestimmte Glückshormone, wie beispielsweise Dopamin, frei. Das Ding ist, dass das Gehirn diese Überflutung von Dopamin nicht als normal empfindet, sondern als Stress, auch wenn dein Kind selber erst einmal ein angenehmes Gefühl verspürt. Wenn sich dann dieser Vorgang durch häufigere Essanfälle wiederholt, dann passt sich sein Gehirn sozusagen an (Neuroadaption). Wie macht das Gehirn das? Es schaltet ganz einfach Dopaminrezeptoren ab. Das bedeutet, dass dieses Glücksgefühl durch die Dopaminausschüttung nicht mehr so stark wahrgenommen wird. Das führt wiederum dazu, dass die Essensmenge ständig erhöht werden muss, um das gleiche Entspannungsgefühl zu spüren. Das ist ein Suchtmechanismus, der auch bei Alkohol und anderen stoffgebundenen Süchten vorliegt.

Wie gelingt Reprogrammieren?

Es ist unnötig und sehr mühsam, dich ständig zu fragen, woher diese Verhaltensmuster und Überzeugungen deines Kindes kommen. Letztendlich spielt die ursprüngliche Quelle der Ängste und Reaktionen nicht unbedingt eine Rolle, da es in erster Linie darum geht, diese Gedanken und Konditionierungen umzuprogrammieren oder umzuleiten, um das Verhalten zu ändern.

Glücklicherweise gibt es viele Möglichkeiten und Techniken, die dabei helfen können, wie beispielsweise kognitive Verhaltenstherapie, Achtsamkeit, Meditation und Hypnose. In all diesen Konzepten geht es darum, den Prozess des neuronalen Reprogrammierens zu unterstützen. Indem negative Gedanken und Überzeugungen, die mit Essen verbunden sind, infrage gestellt werden, kann das Gehirn deines Kindes umlernen und neue Verbindungen schaffen. Darüber hinaus ist es hilfreich, positive Verstärkung einzusetzen, um gesundes Essverhalten, wie z. B. das Essen von nährstoffreichen Lebensmitteln oder Essen in gesunden Mengen, zu fördern. Jede Therapie hat ihre eigenen bevorzugten Methoden, um Gedanken und Verhaltensweisen der betroffenen Kinder positiv zu beeinflussen und zu ändern. Es kann hilfreich sein, verschiedene Werkzeuge auszuprobieren und zu sehen, was für dein Kind am besten funktioniert.

Zusammenfassend möchte ich betonen, dass Reprogrammierung und Konditionierung bei Essstörungen eine wichtige Rolle spielen. Es ist möglich, durch gezielte therapeutische Ansätze und Verhaltensänderungen Positives zu bewirken. Eine professionelle Beratung oder Therapie kann helfen, den gesunden Umgang mit Essen wieder zu erlernen sowie die zugrunde liegenden Faktoren aufzudecken und zu behandeln. Besprich dich mit deinem Kinder- oder Facharzt, welche Therapieform am besten geeignet ist. Weitere hilfreiche Adressen findest du im Anhang.

Fördere die positive Selbstwahrnehmung

Hilf deinem Kind langsam, sein Selbstwertgefühl zu stärken. Fang damit an, positive Eigenschaften deines Kindes zu betonen und negative Selbstgespräche zu stoppen. Wie du schon gelesen hast, ist das Selbstwertgefühl der betroffenen Kinder oft sehr niedrig. Wie im vergangenen Kapitel beschrieben, kann eine verzerrte Selbstwahrnehmung dazu führen, dass dein Kind sich minderwertig fühlt und oft negative Gedanken und Selbstgespräche hat. Aus diesem Grund ist es wichtig, das Selbstwertgefühl deines Kindes zu stärken und seine positive Selbstwahrnehmung zu fördern.

Bei der Stärkung des Selbstwertgefühls deines Kindes kann es helfen, Gemeinsamkeiten oder Hobbys zu suchen und gemeinsame Aktivitäten zu stärken, um positive Erfahrungen zu schaffen. Lobe dein Kind und zeige für seine Leistungen deine Wertschätzung und stärke so sein Vertrauen in die eigenen Fähigkeiten.

Ebenso wichtig ist es, dass du negative Selbstgespräche und Gedanken stoppst und dein Kind dazu ermutigst, positive Gedanken und Sätze im Alltag zu formulieren. Ein Ansatz hierfür kann sein, dass dein Kind sich täglich eine positive Nachricht aufschreibt oder laut ausspricht. Es ist auch hilfreich, wenn du dein Kind ermutigst, seinen Erfolg und Fortschritt aufzuschreiben oder zu fotografieren, damit es ein positives Bild von sich selbst erstellen kann.

Ermutige dein Kind, sich selbst in schwierigen Situationen nicht zu hart zu bewerten und stattdessen zu akzeptieren, dass Fehler natürlich sind und zum Lernen dazugehören. Vielen Kindern hilft es, positive Affirmationen wie „Ich bin gut genug“, „Ich kann das schaffen“ oder „Ich bin wertvoll“ zu wiederholen, um sich selbst zu motivieren.

Schaffe ein unterstützendes und liebevolles Umfeld

Zeige deinem Kind, dass du es bedingungslos liebst und unterstützt, unabhängig von seiner Essstörung. Schaffe ein Umfeld, das möglichst frei von Stress, Rivalitäten und Konflikten ist. Versuche, ein gutes Vorbild für dein Kind zu sein und agiere stets mit Respekt, Einfühlungsvermögen und Liebe. Gerade in schwierigen Zeiten kann dies deinem Kind helfen, sich sicherer und verstanden zu fühlen.

Kommunikation: Achte auf eine positive und respektvolle Kommunikation innerhalb der Familie. Vermeide negative Kommentare und Kritik und fokussiere dich auf das, was funktioniert. Schaffe eine offene und ehrliche Kommunikation, in der alle Familienmitglieder frei sprechen und ihre Gedanken und Gefühle mitteilen können.

Respektiere die Meinungen und Ideen jedes Familienmitglieds und ermutige sie, ihr Bestes zu geben.

Vermeide Schuldzuweisungen: Meide es, das Essverhalten deines Kindes zu kritisieren. Es ist von großer Bedeutung, in der Begleitung deines Kindes mit Essstörung wirklich auf Schuldzuweisungen zu verzichten. Kritisiere nicht sein Essverhalten – nimm stattdessen eine unterstützende und aufbauende Haltung ein. Dein Kind sollte so wenig Druck wie möglich erfahren, da Druck seine Essstörung weiter verschlimmern kann.

Unterstütze das Essen: Gemeinsame Mahlzeiten können eine wunderbare Gelegenheit sein, die Beziehung zu deinem Kind zu vertiefen und ein liebevolles Umfeld beim Essen zu schaffen. Gestalte diese Mahlzeiten ohne Stress und in einer entspannten Atmosphäre, denn für viele essgestörte Kinder ist das Essverhalten eine Quelle von Stress und Scham.

Achte darauf, dass gesunde und nahrhafte Lebensmittel auf dem Tisch stehen, ohne zu viele Einschränkungen oder Diätvorschriften zu machen. Plant und bereitet gemeinsam gesunde Mahlzeiten vor. Auf diese Weise kann dein Kind ein Mitspracherecht bei der Lebensmittel-Auswahl haben und euch gelingt eine ausgewogene Ernährung.

Übe dich in Geduld und Toleranz: Denn das Ziel ist, ein positives und entspanntes Verhältnis zum Essen zu entwickeln und dein Kind bei seiner Genesung zu unterstützen.

Zusammenfassend ist es wichtig, das Essen und die Ernährung deines Kindes positiv zu umarmen und gemeinsame Mahlzeiten zu einer Zeit des Genusses und der Freude zu machen. Durch die Förderung einer ausgewogenen Ernährung und die Vermeidung von Stress und Einschränkungen kannst du dazu beitragen, dass das Essverhalten deines Kindes sich im Laufe der Zeit verbessert.

Das Fundament jeder Beziehung: Respekt

Bevor ich auf die einzelnen Erkrankungen intensiver eingehe, möchte ich vorab eine Regel als Grundregel ausrufen und dich bitten, diese auch in deiner Familie zu etablieren: Respekt.

Oft verhalten sich Kinder und Jugendliche respektlos gegenüber ihren Eltern und im Rahmen einer Essstörung kann sich dieses Verhalten weiter verstärken. Du solltest deinem Kind ruhig und konsequent mitteilen, dass du Respektlosigkeit nicht akzeptierst. Denn jeder Mensch verdient Respekt und Wertschätzung, auch Mütter und Väter und auch Geschwister. Es ist wichtig, dass dein Kind lernt, andere mit dem gleichen Maß an Gefühl, Wertschätzung und Liebe zu behandeln. In eurer Familie solltest du alle Regeln klar darlegen und besprechen und die Gründe dafür offenlegen.

Zudem empfehle ich dir, in deiner Familie Toleranz zu zeigen. Lege nicht immer den Fokus darauf, das essgestörte Verhalten sofort ändern zu wollen. Denn das ist nicht möglich und positive Veränderungen brauchen Zeit.

... und konkret bei Anorexie

Anorexie ist eine sehr schwerwiegende Essstörung und löst verständlicherweise enorme Sorgen bei dir als Elternteil aus. Dein Kind mit dieser Essstörung versucht verzweifelt, Gewicht zu reduzieren. Die Krankheit bringt es zu Verhaltensweisen, die ihm eigentlich nicht ähnlichsehen.

Was kannst du tun?

Vorab: Versuche, mit deinem Kind ins Gespräch zu kommen. Beschreibe, was dir aufgefallen ist. Im besten Fall benutzt du Ichbotschaften und machst damit deutlich, dass du dir Sorgen machst. Das Gewicht deines Kindes an sich sollte gar nicht im Vordergrund stehen. Vermeide jede Art von Kritik sowie gut gemeinte Ratschläge. Biete vielmehr Unterstützung an. Überlege dir vorher, welche Art von Hilfe du anbieten kannst. Der nächste Schritt könnte ein Gespräch in einer Beratungsstelle oder bei einem Arzt sein.

BEHALTE DIE GESUNDHEIT DEINES KINDES IM AUGE

Als Elternteil trägst du letztendlich die Verantwortung für die Gesundheit deines Kindes. Den ersten Schritt bei der Begleitung deines magersüchtigen Kindes machst du mit diesem Buch. Aber ich möchte dich dringlichst bitten, selbst eine Beratungsstelle aufzusuchen. Wenn du die Situation als absolut kritisch empfindest, dann führt der erste Weg sofort und ohne Umwege zum Arzt bzw. zur Ärztin.

Ein magersüchtiges Kind zu haben, erfordert viel Geduld und Durchhaltevermögen. Es kann entlastend sein, dich bei Selbsthilfegruppen für Angehörige zu informieren und dir dort Unterstützung zu holen. Adressen findest du im Anhang.

Es ist entscheidend, dass sich beide Elternteile auf eine bestimmte Vorgehensweise einigen, die für beide umsetzbar und somit auch langfristig konsequent durchführbar ist. Die Art und Weise, wie dies dann im Alltag deiner Familie aussieht, hängt von den individuellen Gegebenheiten und Umständen ab. Als Elternteil solltest du dir deiner Verantwortung für die Gesundheit und Sicherheit deines Kindes bewusst sein und im besten Fall gemeinsam mit deinem Partner bzw. deiner Partnerin entscheiden, welche Maßnahmen angemessen sind.

Kinder mit Anorexie haben oft den Wunsch, ihre Familien in Bezug auf alles, was mit dem Essen zusammenhängt, zu kontrollieren, bis hin zum Kauf und der Zubereitung des Essens. Allerdings ist es nicht hilfreich, ihnen darin nachzugeben. Stattdessen ist es sinnvoller, wenn die Eltern ganz klar die Verantwortung übernehmen und das Essen einkaufen, zubereiten und servieren. Es sollten auch die Eltern sein, die darauf achten, dass ausreichend und genug gegessen wird. Ich empfehle hier, eine für alle geltende Familienregel aufzustellen. Wichtig ist, dass ihr als Eltern hier an einem Strang zieht: Eure Aufgabe ist es, eurem Kind einen Sicherheitsrahmen zu geben. Ihr dürft und solltet euch darauf einigen, wie ihr euer Kind beim Essen unterstützen wollt. Und da sind Elternteile oft recht unterschiedlich. Es ist wichtig, dass du den für deine Familie geltenden Mittelweg findest. Ihr müsst als Elternteile wichtige Entscheidungen darüber treffen, wie ihr euer Kind bei den Mahlzeiten unterstützen könnt. Dazu gehört die Bestimmung der Portionsgröße genauso wie die Frage, wie lange dein Kind am Esstisch bleiben soll, wo es essen soll, wer während der Mahlzeit anwesend sein wird und wo jeder sitzen wird.

Obwohl es wichtig ist, die Wünsche deines Kindes zu berücksichtigen, solltest du nicht zulassen, dass es euch herumkommandiert. Es ist wichtig, dass du deine eigene Urteilskraft nutzt, um vernünftige Entscheidungen zu treffen.

Das Wichtigste: ausreichende Ernährung

Im akuten Stadium der Anorexie können das Essverhalten und die Gewohnheiten deines Kindes sehr stark gestört sein. Es ist in diesem Stadium das Wichtigste, dafür zu sorgen, dass dein Kind genug isst, um sein Überleben zu sichern und weiteren Gewichtsverlust zu vermeiden. Eventuell kann eine Ernährungsberaterin euch dabei helfen (Interview Ernährungsberatung, Seite 171).

Ich möchte betonen, dass alles, was dazu beitragen kann, dass dein Kind genug isst, in diesem Stadium positiv betrachtet werden sollte. Was auch immer es braucht, um eine genügende Menge an Essen zu sich zu nehmen, sollte in Betracht gezogen werden.

Die meisten Kinder mit Anorexie ergreifen nicht nur offensichtliche Maßnahmen, kleinere Mengen zu essen und hochkalorische Nahrungsmittel zu vermeiden. Vielmehr wenden sie auch heimliche

Methoden an, wie Lebensmittel in der Kleidung zu verstecken, Nahrung unter dem Tisch an den Hund zu verfüttern, häufiger während oder direkt nach den Mahlzeiten auf die Toilette zu gehen oder sogar heimlich Abführmittel zu nehmen oder übermäßig Sport zu treiben.

Als Elternteil musst du Strategien entwickeln, um mit diesen Verhaltensweisen umzugehen. Es ist wichtig, deinem Kind zu zeigen, dass du verstehst, dass diese Verhaltensweisen Teil seiner Erkrankung sind, und dass du sie nicht bestrafen wirst. Ein offenes Gespräch darüber zu führen, warum diese Verhaltensweisen schädlich für die Gesundheit sind, kann dazu beitragen, dass dein Kind bereit ist, diese abzulegen.

Du kannst auch helfen, indem du das Essen überwachst und sicherstellst, dass nichts versteckt oder weggeschmissen wird.

Rechne mit Widerstand und Konflikten

Du musst dich darauf einstellen, dass bei der Behandlung von Anorexie Widerstand und Konflikte auftreten werden. Diese gehören leider oft zur Essstörung dazu und können eine gewisse Zeit anhalten. Es ist daher hilfreich, wenn du dies als Teil des Genesungsprozesses betrachtest und dich darauf vorbereitest, dass es unvermeidlich Konflikte geben wird.

Viele Eltern sprechen davon, dass sie ihre Kinder zumindest teilweise kaum wiedererkennen. Es gibt große Stimmungsschwankungen: Das vernünftige Kind, das sich nach Hilfe sehnt, kann in der nächsten Minute zu einem komplett wütenden Kind mit unlogischem Verhalten mutieren. Ich kann nur noch einmal betonen, dass genau dieses unlogische, wütende, von Zornesausbrüchen geplagte Kind genau diesem Teil der Essstörung zuzuordnen ist. Deshalb ist dein Kind möglicherweise nicht bereit, Hilfe anzunehmen oder sich zu ändern.

Ich wünsche Eltern in diesem Fall immer Langmut, d. h. möglichst lange Mut zu haben und so viel wie möglich zu tolerieren. Du darfst die verbalen Ausbrüche und persönlichen Beleidigungen auf keinen Fall persönlich nehmen! Du darfst aber auch Grenzen setzen, und zwar dann, wenn das Maß an Aggression sich gegen Menschen oder Sachen richtet. Ich darf dir aus meiner Erfahrung sagen, dass diese Phase irgendwann vorbei sein wird. Auch wenn sich das im Moment vielleicht für dich nicht so anfühlt.

Vertrauen und viel Geduld

In jedem Fall ist es wichtig, dass du dein Vertrauen aufrechterhältst und Geduld hast. Es kann hilfreich sein, dass du professionelle Unterstützung durch einen Therapeuten oder eine Beraterin in Anspruch nimmst, um mit diesen Widerständen umzugehen.

Im Laufe mehrerer Wochen wird sich dein Kind hoffentlich an größere Essensmengen gewöhnen und sein Gewicht wieder erhöhen, um eine gesunde Körperentwicklung zu gewährleisten. Bleib in diesem Prozess geduldig und unterstützend.

Insgesamt ist es wichtig, dass du offen und kommunikativ bist und gemeinsam mit deinem Kind an der Verbesserung seiner Essgewohnheiten arbeitest. Durch deine Unterstützung und die Einhaltung vernünftiger Regeln und Vereinbarungen kannst du deinem Kind helfen, seine Gesundheit und sein Wohlbefinden wiederzuerlangen.

Eine weitere Strategie kann darin bestehen, dass du professionelle Hilfe hinzuzuziehst, wie z. B. eine Behandlung in einer Klinik oder bei einem Therapeuten, der sich auf Essstörungen spezialisiert hat. Gemeinsam könnt ihr lernen, wie ihr mit den Verhaltensweisen umgeht und wie ihr euch von ihnen lösen könnt.

Bildung und Informationsaustausch können ebenfalls hilfreich sein, damit du das Verhalten und die Ursachen der Essstörung deines Kindes besser verstehst. Als Elternteil kannst du dich an Vertrauenslehrer oder Selbsthilfegruppen wenden, um weitere Informationen, Ratschläge und unterstützende Beziehungen zu finden.

… und konkret bei Bulimie

Bulimie wirkt sich wie Anorexie auf das Essverhalten und das Körperbild aus. Der Hauptunterschied zwischen den beiden Essstörungen ist jedoch, wie sich die Erkrankung äußert. Bei Anorexie versucht das Kind, sein Gewicht zu reduzieren oder ein sehr geringes Körpergewicht aufrechtzuerhalten, indem es sehr wenig isst und/oder übermäßig viel Sport treibt. In vielen Fällen sieht das Kind sich selbst als zu dick oder unattraktiv und hat ein verzerrtes Körperbild. Bei Bulimie erleidet das Kind oder der Jugendliche Essanfälle, in denen es sehr große Mengen an Nahrung zu sich nimmt, gefolgt von absichtlichem Erbrechen, Abführen oder übermäßigem Sport, um eine Gewichtszunahme zu vermeiden. Im Gegensatz zu Anorexie haben an Bulimie erkrankte Kinder und Jugendliche häufig ein normalgewichtiges oder leicht übergewichtiges Körpergewicht.

Auch diese Kinder und Jugendlichen haben sich nicht willentlich für ihre Krankheit entschieden. Die Überwindung von Bulimie, genauso wie die Überwindung von Anorexie, ist leider ein äußerst langwieriger Prozess, denn es geht nicht einfach darum, dass dein erkranktes Kind „lediglich aufhören muss, sich absichtlich zu erbrechen“. Dein Kind wird diese Verhaltensweisen erst dann ablegen können, wenn es die darunter, tiefer liegenden Problembereiche bearbeitet hat.

Allerdings haben an Bulimie erkrankte Jugendliche sehr häufig eine größere Einsicht, dass sie ein tatsächliches Problem haben. Wenn sie ihre Scham für ihr Verhalten überwinden, sind sie meist eher bereit, ihre Eltern um Hilfe zu bitten und mit ihren Eltern zusammenzuarbeiten.

Was kannst du tun?

Genau wie bei Anorexie haben diese Kinder häufig den Blick dafür verloren, welche Lebensmittelmenge genau die richtige für sie ist. Du kannst dein Kind sehr gut mit gemeinsamen Essensmahlzeiten und einer intensiven Vertrauensarbeit begleiten. Aber bitte erwarte nicht, dass es deinem Kind sofort gelingt, mit dem selbst herbeigeführten Erbrechen aufzuhören. Du kannst gemeinsam mit ihm überlegen und dann versuchen, die Anzahl der Attacken pro Woche zu reduzieren. Es würde sehr helfen, wenn sich euer Vertrauensverhältnis so weit aufbaut, dass dein Kind dich informiert, wenn es den Drang zur Kompensation verspürt, also den Drang sich zu übergeben.

In der Praxis versuche ich den Drang zur Kompensation so zu erklären, dass es sich im Kopf anfühlt wie ein sehr langer Güterzug, der an einem vorbeifährt. Das kann sehr unangenehm sein, sehr laut, sehr rappelig, erschütternd, da kommt Wagen für Wagen, und es kommt noch ein Wagen und noch ein Wagen, aber man weiß, irgendwann ist der Güterzug vorbeigefahren. Und dann ist es auch wieder leise. Es gilt also, so lange auszuhalten und abzuwarten, bis dieser kompensatorische Drang – der vorbeifahrende Güterzug – abebbt.

Gesunde Strategien finden, um Gefühle zu bewältigen

Doch wie kannst du deinem Kind in dieser Situation ganz konkret helfen? Hier sind alle Strategien erlaubt, von fernsehen über spazieren gehen oder joggen, eine Freundin anrufen oder ein Spiel zu spielen. Kinder und Jugendliche mit Kompensationsverhalten sprechen häufig davon, dass sie diesen Drang gerade dann verspüren, wenn sie besonders traurig, verzweifelt oder wütend sind. Hier geht es also auch wieder darum, gesunde Bewältigungsstrategien für schmerzliche Gefühle zu finden. Am Ende ist es wichtig, dass dein Kind einen alternativen Weg entwickelt, mit negativen Emotionen umzugehen. Das könnte sein, dass es negative Gedanken und Gefühle aufschreibt, Sport macht oder ein kreatives Hobby oder dass dein Kind mit jemandem spricht, dem es vertraut, um seine Gefühle auszudrücken.

Du als Elternteil kannst dein Kind ermutigen und durch deine eigenen Reaktionen auf Stress und Probleme ein gutes Beispiel sein. Bringe ihm bei, gesunde Bewältigungsmechanismen anzunehmen. Schaffe eine Umgebung für dein Kind, in der es sich wohlfühlt, offen und ehrlich zu sprechen.

Als Elternteil solltest du dir bewusst sein, dass es einige Zeit in Anspruch nehmen kann, bis dein Kind alternative Bewältigungsstrategien erlernt hat. Denn bei der Essstörung handelt es sich um ein tief verwurzeltes Verhaltensmuster, das Zeit und viel Geduld erfordert, um es zu überwinden.

... und konkret bei Binge-Eating und Grazing

Die Binge-Eating-Störung und Bulimie haben viele Gemeinsamkeiten, wie z. B. das übermäßige Essen und eine geringe Selbstachtung. Der Hauptunterschied zwischen beiden Störungen besteht darin, dass bei Binge-Eating keine Kompensationsmethoden wie absichtliches Erbrechen oder Missbrauch von Abführmitteln eingesetzt werden. Dein von einer Binge-Eating-Störung betroffenes Kind hat dagegen das Gefühl, dass es seine Essgewohnheiten einfach nicht kontrollieren kann. Es versucht mit dem Essen, negative Gefühle zu lindern. Dein erkranktes Kind kämpft sehr wahrscheinlich mit zwei widersprüchlichen Gefühlen: auf der einen Seite dem Drang zu essen und auf der anderen Seite der Angst davor.

Kinder und Jugendliche mit Binge-Eating gehen oft abends, wenn alle schlafen, in die Küche und bringen Essen ins eigene Zimmer, um es dort in großen Mengen heimlich zu essen. Das funktioniert natürlich auch, wenn Jugendliche nach der Schule in ein leeres Zuhause zurückkehren. Eine mögliche Hilfsmaßnahme wäre, dass der erkrankte Teenager an Tagen, wo kein Elternteil zu Hause ist, nach der Schule zu einem Freund oder einer Freundin gehen oder länger in der Schule bleiben kann.

Grazing ist eine Form von Essverhalten, bei der Kinder und Jugendliche den ganzen Tag über regelmäßig kleine Mengen von Nahrungsmitteln essen, ohne sich auf bestimmte Mahlzeiten zu beschränken. Dies kann zu einer übermäßigen Nahrungsaufnahme führen, die sich möglicherweise zu einer Binge-Eating-Störung entwickelt. Es gibt keine eindeutige Klassifizierung von Grazing als Vorstufe einer Binge-Eating-Störung, und nicht jeder betroffene Mensch entwickelt eine solche Essstörung. Allerdings hatten viele Binger nach meiner Erfahrung aus der Praxis eine Vorstufe, in der sie Grazing machten und aus der sich dann im Verlauf auch Essanfälle entwickelten, insbesondere wenn sie emotional belastet waren.

Deshalb ist es wichtig, jede Art von ungewöhnlichem Essverhalten ernst zu nehmen. Sprich als Erstes mit dem Kinderarzt oder nimm weitere professionelle Hilfe in Anspruch, wenn du erkennst, dass dein Kind Schwierigkeiten damit hat, sein Essverhalten zu steuern. Eine frühzeitige Behandlung kann helfen, die Entwicklung einer Essstörung zu verhindern oder effektiver zu behandeln.

Alternative Bewältigungsstrategien finden

Die grundlegenden Richtlinien für den Umgang mit einer Binge-Störung sind ähnlich wie bei Anorexie und Bulimie. Also ist es auch hier wichtig, dass du alternative Bewältigungsstrategien für schwierige Gefühle mit deinem Kind entwickelst, mit ihm über Gefühle sprichst und die Selbstachtung deines Kindes stärkst. Sage deinem Kind, dass du es liebst, schätzt und respektierst. Du solltest Stärken und Leistungen loben, ihm Entscheidungen und Verantwortung übertragen sowie ihm die Freiheit geben, seine Meinung zu äußern und auszudrücken.

Es ist auch wichtig, dass du dein Kind dazu ermutigst, seine Interessen und Hobbys zu verfolgen, um ein Gefühl von Selbstverwirklichung zu fördern. Dazu gehört auch die Unterstützung von leichten Sportprogrammen, vielleicht sogar mit Unterstützung durch einen Personal Trainer.

In einer professionellen Therapie kann dein Kind das bewusste Empfinden und seine Wahrnehmung erlernen, um sein Selbstwertgefühl und das Selbstbewusstsein zu stärken.

Fördere angemessenes Verhalten

Nachdem wir uns mit den allgemeinen Grundsätzen und Verhaltensweisen im Umgang mit der Essstörung deines Kindes beschäftigt haben, geht es nun um besondere Situationen, die möglicherweise neu für dich und dein Kind sind und die aufgrund seiner Essstörung besonders herausfordernd sein können. Ich möchte dir aus meiner langjährigen Erfahrung wertvolle Tipps und Hinweise an die Hand geben, damit du diese Situationen besser meistern kannst. Dabei werde ich mich bemühen, auf die unterschiedlichen Erkrankungen möglichst detailliert einzugehen.

Es wird viele neue Situationen für dich geben, in denen du sehr viel Einfühlungsvermögen und Verständnis aufbringen musst. Als Elternteil kennst du dein Kind am besten und weißt, welche Strategien und Herangehensweisen am besten für euch funktionieren. Aufgrund meiner Erfahrungen und Kenntnisse kann ich dir zwar einige hilfreiche Tipps geben, jedoch möchte ich betonen, dass die volle Verantwortung immer bei dir liegt. Höre auf deine eigene Intuition und vertraue deinem Bauchgefühl. Denn niemand weiß besser, was in dieser Situation das Beste für dich und dein Kind ist, als du selbst.

Zu Beginn der Erkrankung ist es wichtig, dass du genau beobachtest, welche Situationen oder Auslöser dein Kind belasten oder triggern können. Hierbei gilt es, dass du ein wachsames Auge dafür hast, welche Methoden zur Deeskalation beitragen können. Das kann unter anderem sein, dass du eine ruhige, angenehme Atmosphäre schaffst oder auch dein Kind beim Umgang mit den belastenden Gefühlen unterstützt.

Das Thema Essen und Mahlzeiten

Das Thema Essen und Mahlzeiten führt in Familien mit einem essgestörten Kind häufig zu Stress und Streit. Bei Essstörungen ist es jedoch wichtig, dass dein Kind eine ausgewogene Ernährung mit ausreichend Nährstoffen und Vitaminen zu sich nimmt. Und genau hier liegt ja das Problem. Neben einer abwechslungsreichen Ernährung kann die Einnahme von Nahrungsergänzungsmitteln sinnvoll sein, um den Körper mit wichtigen Nährstoffen zu versorgen. Es gibt jedoch keine spezifischen Nahrungsergänzungsmittel, die direkt auf die Neurotransmitter des Körpers und deren Störungen abzielen.

Schau dir auch das Kapitel zu professioneller Ernährungsberatung (ab Seite 171) an. Ich kann immer nur dazu raten, sich für diesen Bereich extern Hilfe zu holen.

… bei Untergewicht und Anorexie

Wenn dein essgestörtes Kind zunehmen muss, wird das ein Hauptthema bei der Essensplanung sein. Essen und Mahlzeiten zählen zu den schwierigsten Bereichen bei der Behandlung einer Essstörung. Das sind für alle Beteiligten immens belastende Situationen, insbesondere im Umgang mit einem Kind mit Untergewicht.

Es gibt einige Punkte, die du dabei berücksichtigen kannst. Dazu gehört, dass du die Häufigkeit der Mahlzeiten erhöhst, indem du sechs kleine Mahlzeiten anstatt drei großen Mahlzeiten pro Tag zubereitest. Dann erhöhe zusätzlich die Portionsgrößen. Erhöhe außerdem die Kaloriendichte, indem du z. B. die Haferflocken für das Frühstück am Abend zuvor mit Baby-Beikost-Öl aus der Drogerie beträufelst. Das ist vollkommen geschmacksneutral, gut verträglich und eben hochkalorisch. Oder biete zum Nachtisch anstatt Obst ein Sahneeis mit höherem Fett- und Kaloriengehalt an.

Dazu solltest du körperliche Aktivitäten einschränken, indem du dein Kind dazu ermutigst, sich weniger zu bewegen und sich mehr Ruhe zu gönnen, bis es sich in einem gesünderen Zustand befindet. Diese Punkte sind sicherlich nicht ganz leicht umzusetzen, und es ist auch ganz bestimmt mit Widerstand zu rechnen.

Nicht zu essen ist keine Alternative: Essen ist die Medizin! Deshalb nehmt euch die Zeit für das gemeinsame Essen, auch wenn es erheblich länger dauern kann, als ihr das normalerweise gewohnt seid.

WAS KANNST DU NOCH TUN?

Du solltest dich grundsätzlich nicht auf typische Gedanken, die zur Essstörung gehören, einlassen, wie z. B. die Diskussion über Ernährung, Gewicht und Figur.

Und tappe auch nicht in die Rückversicherungsfalle, die Kinder mit Anorexie dir sehr gerne entlocken möchten, z. B. durch Fragen wie „Das macht aber nicht dick?" – „Da ist doch auf keinen Fall Fett drin?"

Angst vor und nach den Mahlzeiten

Dein Kind, das an einer Essstörung leidet, kämpft wahrscheinlich mit Angst und Stress vor und nach den Mahlzeiten, was oft von Schuld-, Scham- und Ekelgefühlen begleitet wird. Obwohl diese Gefühle möglicherweise nie vollständig verschwinden werden, ist es wichtig, dass du deinem Kind die Möglichkeit gibst, sich zu beruhigen und angemessen zu verhalten. Dies kann sein Stresslevel und seine negativen Emotionen reduzieren und sein Essverhalten verbessern.

Vor dem Essen: Dein Kind gibt eventuell Müdigkeit, Bauchweh, Übelkeit, Schmerzen oder andere körperliche Symptome vor, um nicht zu essen. Vorausgesetzt, dass alle körperlichen Ursachen ärztlich abgeklärt sind, gilt die Regel: Zuerst das Essen, und dann kümmerst du dich um die Symptome.

Wenn diese Symptome wie Übelkeit und Bauchschmerzen psychogener Natur sind, dann kannst du etwas tun! Weil dein Kind Angst vor dem Essen hat und aus der Angst heraus sehr flach, mit einer zu hohen Atemfrequenz und nicht tief genug atmet, kann es zu der Übelkeit kommen. Hilfreich ist es dann, dass du gemeinsam mit deinem Kind eine Atemmeditation machst und so richtige Atmung einübst. Abhängig vom Alter deines Kindes oder Jugendlichen und nach seiner Vorliebe, könnt ihr eine Minute lang bewusst gemeinsam atmen.

Alternativ zur Atmung könnt ihr zum „Runterfahren" auch eine Klopfübung machen. Das Klopfen stärkt den Vagusnerv, ist angstlösend und trägt so zur Beruhigung deines Kindes bei. Man kann überall klopfen: im Sitzen mit beiden Händen einfach abwechselnd auf die Oberschenkel, mal schnell oder langsam, kräftig oder sanft – ganz so, wie dein Kind es mag. Oder ihr klopft mit den Zeigefingern auf die Tischkante. Und dazu spricht dein Kind einen Spruch (Affirmation): „Mit jeder Minute werde ich ruhiger" oder „Ich klopfe so lange, bis ich in Ruhe weiter essen kann".

Exkurs Emetophobie: Wenn dein Kind an Emetophobie leidet, dann möchte dein Kind ja grundsätzlich essen, hat aber Angst davor, weil es Angst hat, sich zu übergeben. Wenn dein Kind noch keine atypische Anorexie entwickelt hat, geht es in erster Linie darum, seine Angst vor dem Essen zu bearbeiten. Diese Kinder sind häufig in sehr großer Panik und innerer Aufruhr. In diesem Zustand empfehle ich die Klopfübung – und zwar so lange, bis sich dein Kind beruhigt hat, und bereit ist für die Mahlzeit, auch wenn das Essen dann möglicherweise schon kalt ist.

Während des Essens: Sprich bitte nicht beim Essen über das Thema Essstörung und übe auf keinen Fall während des Essens Druck auf dein Kind aus.

Erfülle keine Sonderwünsche beim Essen, wie z. B. nur noch Light-Produkte, fettreduzierte Nahrungsmittel etc. Es sollte eine normale, ausgewogen gesunde Mischkost auf den Tisch kommen.

Behandle dein Kind nicht wie ein „krankes Kind“. Sondern behandle es möglichst normal und vor allem respektvoll.

Eine interessante Studie aus den USA hat gezeigt, dass eine klare Kommunikation und direkte Ansprache den größten Erfolg haben, um das Kind zum Essen zu bewegen. Das bedeutet, dass du Diskussionen und Beschwichtigungen vermeiden solltest. Gib stattdessen ganz klare Anweisungen, wie z. B. „Nimm das Brot und iss“, „Iss dein ganzes Essen auf“ oder „Das ist genug“.

Wenn gerade nichts mehr während des Essens weitergeht, dann macht eine kurze Pause. Bitte dein Kind, die Augen zu schließen, und sich darauf zu konzentrieren, was es wohl empfindet, wenn es das Essen fertig gegessen hat. Wie gut es sich dann anfühlt, wie stolz es ist und so weiter. Empfindungen des eigenen Körpers, wenn das Essen fertig aufgegessen ist. Auch Klopftechniken können dazu beitragen, dein Kind zu beruhigen.

Nach dem Essen: Auch nach dem Essen kann dein Kind Scham-, Schuld- und Ekelgefühle haben. Hier können euch Techniken aus der Akzeptanz- und Commitmenttherapie (ACT) oder eine Umleitung der Gedanken helfen. Es ist wichtig, dass du darauf vorbereitet bist und dich nicht von den negativen Gefühlen deines Kindes überraschen lässt.

Nach dem Essen solltest du deinem Kind Zeit geben, zu entspannen und sich auszuruhen. Gerade Kinder und Jugendliche im Untergewicht möchten sich zur Kompensation des Essens nach einer Mahlzeit häufig bewegen, joggen oder Sport machen. Ist dies bei euch der Fall, stelle einen Timer und verlasse den Raum nicht, um dein Kind zu unterstützen. Du kannst deinem Kind helfen, indem du ihm zeigst, dass du für es da bist und es liebst. Biete ein offenes Ohr an, um zuzuhören, wenn es sich ausdrücken möchte. Urteile dabei nicht und mache keine Vorwürfe. Abgesehen von den verbalen Ermutigungen kannst du natürlich auch mit Umarmungen oder Schulterklopfern ermutigen.

Ablenkung: Ablenkung ist eine einfache Technik, um die Gedanken deines Kindes in eine andere Richtung zu lenken. Beispiele können sein, sich auf eine positive Aufgabe wie das Ausmalen eines Mandalas, das Lösen eines Kreuzworträtsels oder Sudoku zu konzentrieren, eine Serie anzuschauen, einen Spaziergang zu machen, Musik zu hören usw.

Achtsamkeit: Diese Technik besteht darin, sich auf den gegenwärtigen Moment und die eigenen Gedanken und Gefühle ohne Wertung und Vorurteile zu konzentrieren. Durch dieses Training kann dein Kind negative Gedanken und Emotionen besser akzeptieren und verarbeiten (ACT).

Visualisierung: Hierbei geht es darum, sich eine angenehme und positive Szene oder Situation vorzustellen und in die eigene Vorstellungswelt einzutauchen. Das kann dazu beitragen, negative Gedanken deines Kindes zu vertreiben, indem es sich auf etwas Schönes und Angenehmes konzentriert.

Kognitive Umstrukturierung: Hierbei geht es darum, negative Gedanken herauszufiltern und diese kritisch zu hinterfragen. Eine Frage, die sich dein Kind selbst stellen könnte, wäre beispielsweise: „Ist es wirklich wahr, was ich gerade denke, oder ist es nur eine automatische Reaktion meiner Essstörung?“ Durch diese Technik kann dein Kind seine Gedankenmuster verändern und negative Gedanken reduzieren.

Progressive Muskelentspannung: Diese Technik bezieht sich auf die Entspannung der Muskeln und kann dabei helfen, negative Gedanken zu reduzieren und Stress zu reduzieren. Indem dein Kind bestimmte Muskelgruppen für einige Sekunden anspannt und dann wieder entspannt, kann es eine tiefe Entspannung erreichen.

Alle Übungen, die den Vagusnerv stärken: Der Vagusnerv ist ein wichtiger Bestandteil des parasympathischen Nervensystems, das für die Entspannungsreaktion in unserem Körper verantwortlich ist, und reguliert wichtige Körperfunktionen wie den Herzschlag, die Atmung, die Verdauung und den Stoffwechsel.

DAS REFEEDING-SYNDROM

Es gibt eine potenziell lebensbedrohliche Erkrankung, die bei unterernährten Patienten auftreten kann, die plötzlich große Mengen an Nahrung konsumieren: das Refeeding-Syndrom.

Wenn der unterernährte Körper plötzlich mit großen Mengen an Nahrung versorgt wird, kann dies zu einer übermäßigen Freisetzung von Insulin führen, das wiederum einen plötzlichen Anstieg von Elektrolyten wie Phosphor, Kalium und Magnesium im Blut verursacht. Dies kann zu einer Vielzahl von schweren Symptomen, wie Herzrhythmusstörungen, Krämpfen, Krampfanfällen, Atemnot und in schweren Fällen sogar zum Tod führen. Das Risiko des Refeeding-Syndroms besteht insbesondere bei Patienten mit langfristigen Unterernährungszuständen oder Essstörungen.

Die beste Prävention ist, dass Patienten mit chronischer Unterernährung allmählich und unter ständiger ärztlicher Aufsicht wieder auf eine normale Ernährung umgestellt werden. Wenn das Refeeding-Syndrom bereits aufgetreten ist, muss es sofort behandelt werden, um Lebensgefahr zu vermeiden.

… bei Binge-Eating und Grazing

Wenn du bemerkt hast, dass dein Kind Essanfälle hat und unter Binge-Eating leidet, ist es wichtig, das Thema so bald wie möglich anzusprechen und eine geeignete Behandlung zu finden, um diese Gewohnheit schnell zu durchbrechen, bevor sie sich verfestigt. Binge-Eating hat große Gemeinsamkeiten mit Bulimie, weil beide Essstörungen mit übermäßigen Essanfällen und einer geringen Selbstachtung einhergehen. Der Unterschied besteht jedoch darin, dass bei Binge-Eating das Kind nicht kompensiert, weder durch Einsatz von Abführmitteln noch mit willentlichem Erbrechen. Binge kann auch als Folge von Diäten oder sehr restriktiven Essgewohnheiten auftreten, da diese den Körper dazu bringen können, sich auf „Fressattacken" vorzubereiten, um den Nährstoffmangel auszugleichen. Auch genetische Faktoren können dabei eine Rolle spielen, wie an anderer Stelle schon erläutert.

Bei der Behandlung dieser Essstörung geht es darum, die Essensmenge zu reduzieren, den Ausdruck von Gefühlen zu fördern, alternative Strategien zur Bewältigung von schwierigen Emotionen zu vermitteln und die Selbstachtung zu stärken.

Was konkret kannst du tun?

Als Erstes gilt es zu beobachten, wann es bei deinem Kind zu einem Essanfall kommt, wie dieser abläuft und wo er durchgeführt wird. Je nach Alter deines Kindes könntest du es bitten, dazu ein Notiz- oder Tagebuch zu nutzen, um sich selbst zu beobachten. Du kannst es aber auch als Hilfe anbieten. Es ist wichtig, dass du Langmut und Ruhe bewahrst. Vereinbare gemeinsam mit deinem Kind Regeln. Keine Frage, dass manche dieser auch gemeinsam aufgestellten Regeln zu Widerstand und Gegenmaßnahmen führen werden. Bewahre Ruhe und stelle dich auf einen längerfristigen Prozess ein.

Mögliche Regeln, die ihr vereinbaren könnt:

- Essen ist nur am Tisch erlaubt. Auch vereinbarte „Snacks“ muss dein Kind am Tisch zu sich nehmen.
- Wenn Lebensmittel „weggegessen“ sind, dann muss dein Kind (natürlich je nach Alter) für Ersatz sorgen.
- Essen im Kinderzimmer ist absolut verboten. Vereinbare mit deinem Kind, dass ihr regelmäßig im Kinderzimmer nachschaut.
- Dein Kind sollte Rücksicht und Respekt für alle anderen zeigen, d. h. es sollte genügend Lebensmittel für die anderen Familienmitglieder übrig lassen.

Verändere mögliche Auslöser für Essanfälle

- Vermeide den Kauf von zu großen Lebensmittelmengen als Vorrat für zu Hause. Schon das Wissen um diese Vorräte kann Essattacken bei deinem Kind auslösen.
- Bedenke, dass verbotene Lebensmittel ein Auslöser für Essanfälle sein können. Selbst das bloße Wissen, dass sie gekauft und irgendwo gelagert wurden, kann eine große Verlockung darstellen.
- Lasse keine Lebensmittel offen herumliegen, insbesondere Süßigkeiten und Gebäck.
- Lagere Lebensmittewie Müsli, Nüsse oder Trockenfrüchte so in der Küche oder deinem Vorrat, dass es dir sofort auffällt, wenn etwas fehlt.
- Schließe Lebensmittel nicht weg, da dieses Verhalten das Verlangen deines Kindes nur verstärken kann.

Was kannst du noch tun?

- Hinterfrage eure Essroutinen. Plane gemeinsam mit deinem Kind im Voraus mehrere Mahlzeiten und gesunde Snacks über den Tag verteilt ein und halte dich auch selbst daran, um impulsives Essen bei deinem Kind zu vermeiden.
- Vermeide Fertiggerichte und industriell verarbeitete Speisen oder Getränke. Wähle stattdessen natürliche Lebensmittel, die nährstoffreich und sättigend sind.

- Biete deinem Kind ausreichend Wasser an. Kinder verwechseln häufig Durst mit Hunger. Ist der Durst erst einmal gelöscht, verschwindet auch nicht selten der Heißhunger auf ungesunde Snacks.
- Ballaststoffreiche Lebensmittel wie Vollkornprodukte, Hülsenfrüchte, Obst und Gemüse sind nährstoffreich und helfen, Essanfällen entgegenzuwirken. Nahrungsmittel dieser Art werden langsamer verdaut und heben somit den Blutzuckerspiegel langsamer und gleichmäßiger an als Lebensmittel mit einem hohen glykämischen Index. Ballaststoffreiche Lebensmittel sorgen für ein länger anhaltendes Sättigungsgefühl, da sie den Magen länger füllen und so das Verlangen nach Snacks und Essanfällen reduzieren können.
- Achte darauf, dass dein Kind ein gesundes Gewicht im Normalbereich hat. Das Belohnungssystem kann zu sensibel reagieren, wenn es unter- oder übergewichtig ist.
- Versuche so oft es geht, die Mahlzeiten mit deinem Kind zusammen einzunehmen. Wenn das nicht geht, dann geht es auch per Video-Chat.
- Vermeide Situationen, die das negative Essverhalten deines Kindes triggern können, wie Stress oder Langeweile.
- Sei achtsam und unterstütze dein Kind in Situationen, an Orten oder zu Zeiten, an denen es zu Essanfällen neigt.
- Entwickle gemeinsam mit deinem Kind Strategien, um Essanfälle zu verhindern oder hinauszuzögern. Dies kann beinhalten, regelmäßige Mahlzeiten zu schaffen, eine positive Umgebung zu fördern oder alternative Beschäftigungen anzubieten.
- Finde alternative Aktivitäten, die deinem Kind Freude bereiten und es von Essen ablenken können, wie Sport oder Hobbys, Puzzle spielen, Mandalas ausmalen und ja, es darf auch mal „zocken“ sein. Oder auch Verwöhnprogramme, wie Maniküre oder Pediküre.
- Suche Unterstützung im Freundeskreis, in der Familie oder bei einem Therapeuten, um über die Essgewohnheiten deines Kindes und Auslöser für Essanfälle zu sprechen. Entwickelt Strategien, um gemeinsam damit umzugehen.

- Stärke die Selbstachtung und das Selbstbewusstsein deines Kindes, um stressige Situationen besser zu bewältigen und ein besseres Selbstbild zu entwickeln.
- Sprich mit deinem Kind über positive Ergebnisse, z. B. an Tagen und Zeiten ohne Essanfälle. Oder wenn dein Kind es schafft, nur ein Plätzchen zu essen, ohne die ganze Dose leer zu essen.

... bei Bulimie

Bulimie und Binge haben viele Gemeinsamkeiten, bis auf das Abführen und selbstinduzierte Erbrechen, das die Bulimie kennzeichnet. Bulimie bei Kindern bleibt oft unbemerkt, da sie nicht so offensichtlich erkennbar ist, wie z. B. bei Magersucht oder Binge-Eating. Das Gewicht deines Kindes kann schwanken und äußerlich scheint es lange Zeit keine ernsthaften Anzeichen für eine Essstörung zu geben. Dadurch kann es sein, dass die Erkrankung erst spät erkannt wird.

Ich höre in meiner Praxis oft, dass junge, an Bulimie erkrankte Patienten sagen, dass sie viel lieber *richtig magersüchtig* wären. Weil man dann wenigstens sehen könnte, dass sie richtig krank sind und weil sie ja dann auch echte Disziplin hätten. So fühlen sich viele an Bulimie Erkrankte zusätzlich auch in ihrer Erkrankung als Versager.

Es ist wichtig, dass du auf Verhaltensänderungen deines Kindes achtest, wie z. B. Essanfälle, das Verstecken von Essen oder das häufige Benutzen der Toilette nach dem Essen. Als Elternteil eines Kindes mit Bulimie kann es schwierig für dich sein, angemessen auf dieses besondere Verhalten deines Kindes zu reagieren. Hiermit ist das Aufstehen und der Gang zur Toilette gemeint. Oder wenn Jugendliche, um das Übergeben zu verheimlichen und sich dabei zu beruhigen, es unter der Dusche tun, um das Geräusch des Übergebens zu übertönen. Es hilft nicht, hier zu diskutieren oder gar auszurasten. Eines der wichtigsten Dinge, die du tun kannst, ist deinem Kind Ruhe, Wärme und Zuwendung zu bieten. Nachdem dein Kind mit Bulimie gegessen hat, kann es sich schuldig, beschämt und allein fühlen. In solchen Momenten ist es wichtig, dass du präsent und unterstützend da bist. Du hilfst deinem Kind, indem du das Übergeben mit konkreten Maßnahmen verhinderst. Meine Vorschläge mögen sich für dich vielleicht etwas krass anhören, aber sie sind am Ende zielführend, deinem Kind aus der Bulimie herauszuhelfen. Im besten Fall besprichst du diese Maßnahmen mit deinem Kind, damit ihr euch darüber einig seid und gültige Regeln vereinbart.

Toilette

Dein Kind soll *vor* dem Essen zur Toilette gehen.

Verbiete die Toilettennutzung während des Essens oder nur unter „Aufsicht". Das bedeutet, dass du dein Kind zur Toilette begleitest und vor der Tür auf es wartest. Im Zweifel kannst du verabreden, dass die Badezimmertür etwas geöffnet bleibt, damit du es hören kannst.

Ihr könntet auch verabreden, dass dein Kind dich vor dem Spülen der Toilette hineinschauen lässt, damit du Erbrochenes sofort erkennen kannst.

Dusche

Du kannst dein Kind bitten, sich während des Duschens mit dir zu unterhalten. Oder laut zu singen, weil es nicht gleichzeitig singen und sich erbrechen kann.

Ich weiß, das klingt nach drastischen Maßnahmen. Aber die Situation erfordert auch ein konkretes Handeln und du hilfst und unterstützt dein Kind damit.

Was kannst du noch tun?

- Du solltest keinen Abfall oder Müllsäcke mit Erbrochenem entsorgen. Lass dies dein jugendliches Kind selbst erledigen.

- Du solltest auch nicht das Badezimmer oder die Küche reinigen, wenn es zu Erbrechen gekommen ist. Lass dies dein jugendliches Kind selbst machen.
- Wenn dein Kind nach dem Essen x-mal die Treppe rauf und runter läuft, dann solltest du auch das nicht akzeptieren.
- Andere sportliche Aktivitäten werden häufig heimlich ausgeführt. Achte auch auf sogenannte „heimliche Bewegungen“, wie Laufbewegungen unter der Dusche oder im Bett. Achte außerdem auf ständiges Hibbeln mit den Beinen, zappeln, wackeln, rumlaufen, gehen, mehrfach das Zimmer staubsaugen usw. Vereinbare mit deinem Kind ein Signal. Das kann je nachdem ein Ausruf sein, wie z. B. „Stop it now“ oder „Stop jetzt“. Du kannst das Signal auch kombinieren mit: Lege deine Hände auf die zappeligen Beine deines Kindes oder umarme es, um so seinen Bewegungsdrang gemeinsam auszuhalten. Bleibe dabei ruhig, suche den Blickkontakt zu deinem Kind und atme ruhig.

Aus meiner Praxis weiß ich, dass am Ende dieses Bewegungsdrangs häufig der Drang, sich zu übergeben, erlebt wird. Um das zu verhindern, ist es wichtig, dass du dieses Verhalten so früh wie möglich stoppst.

Plane und bereite die Mahlzeiten gemeinsam mit deinem Kind. Das wird es ermutigen, wieder eine normale Beziehung zum Essen aufzubauen und positive Erfahrungen damit zu machen. Häufig wissen die Kinder einfach nicht mehr, wie viel zu essen „normal“ ist. Deshalb dient das gemeinsame Essen auch der Orientierung, was die Essensmenge angeht.

Es ist auch wichtig für dich, zu verstehen, dass du nicht alle Antworten haben kannst und dass es in Ordnung ist, professionelle Hilfe zu suchen, wenn du oder dein Kind Schwierigkeiten habt, mit der Situation umzugehen.

Mach dir bewusst, dass jeder Fall individuell ist und dass es keine Einheitslösung gibt. Es ist wichtig, dass du das Verhalten deines Kindes aufmerksam beobachtest und herausfindest, was am besten für euch funktioniert.

Nahrungsergänzungsmittel gegen den Mangel

Zusätzlich zu einer gesunden und ausgewogenen Ernährung kannst du auch die Gabe von Nahrungsergänzungsmitteln überlegen. Selbstredend ist dies kein Ersatz für eine professionelle medizinische Behandlung bei Essstörungen! Weil bei einer Essstörung auch immer eine Mangelernährung vorliegt, viele Nährstoffvorräte komplett aufgebraucht sind und nicht wieder durch die normale Nahrung aufgefüllt werden, empfehle ich dir, diese Themen mit einem kompetenten Fachmann, einer Ernährungsberaterin oder einem Arzt zu besprechen.

Ich selbst arbeite mit der grünen Power der Naturmedizin und habe sehr gute Erfahrungen mit der unterstützenden Gabe von Mineralstoffen, bestimmten Aminosäuren, Pflanzen aus der indischen Naturmedizin und B-Vitaminen gemacht. Flankierend empfehle ich auch die Einnahme von darmfreundlichen Bakterien. Andere Vital- und Mikronährstoffe ergänzen diese Grundversorgung.

Wenn dich dieses Thema interessiert, dann nutze den QR-Code, um tiefergehende Informationen zu meinen wichtigsten „kleinen Helfern“ zu lesen.

Wie hältst du mit deinem Kind vereinbarte Ziele ein?

Wenn es um das Erreichen von Zielen geht, kann es sehr hilfreich sein, klein anzufangen, damit dein Kind Erfolge erlebt und sich dadurch motiviert fühlt. Dabei ist es wichtig, dass das Ziel realistisch und nicht zu hochgesteckt ist, da es sonst schnell entmutigend werden kann. Ein Ziel wiederum, das zu leicht zu erreichen ist, kann schnell langweilig werden und uninteressant sein.

Ich empfehle dir, dich mit deinem Kind zusammen hinzusetzen und die Ziele gemeinsam abzustimmen. Dabei ist es wichtig, dass ihr über die Fähigkeiten sprecht, die nötig sind, um das Ziel zu erreichen. Es kann auch hilfreich sein, dass du regelmäßig überprüfst, ob ihr auf dem richtigen Weg seid. Wenn nicht, passe das Ziel an.

Panik, Meltdowns und Widerstand

Sei darauf gefasst, dass deine Tochter oder dein Sohn mit Essstörungen extreme Verhaltensweisen zeigen kann. Verhaltensweisen, die dir nie zuvor bekannt waren. Viele Eltern sind erschrocken und schockiert, weil sie auf einmal zumindest zeitweise meinen, ein anderes Kind vor sich zu haben. In meiner Praxis suchen Eltern oft genau dann auch persönliche Unterstützung und das Gespräch mit mir. Ich komme im Verlauf dieses Kapitels darauf zu sprechen, wie du vorbeugen und was du im konkreten Fall tun kannst. Wie gesagt, mir ist es wichtig, dass du darauf vorbereitet bist und Unterstützung durch Fachleute suchst, um angemessen darauf zu reagieren und weitere Eskalationen zu vermeiden.

Kinder, die von Anorexie, Bulimie oder Binge-Eating betroffen sind, können Panikattacken und Meltdowns erleben. Diese emotionalen Reaktionen können durch eine Vielzahl von Faktoren ausgelöst werden, die mit der Essstörung in Verbindung stehen.

DAS IST EIN MELTDOWN

Ein Meltdown bezieht sich auf Verhaltensausbrüche, die aufgrund von Überforderung, Angst oder Überstimulation auftreten können. Es ist ein emotionaler Zusammenbruch und kann zu weinendem, schreiendem oder wütendem Verhalten führen. Ein Meltdown kann für das betroffene Kind unter Umständen sehr beängstigend oder beschämend sein.

Kinder mit Essstörungen sind oft resistent gegenüber Veränderungen ihres Essverhaltens oder gegenüber Behandlungsvorschlägen. Dies liegt daran, dass die Essstörung das Verhalten und Denken deines Kindes beeinflusst. Das macht es deinem Kind schwer, gesunde Gewohnheiten und Verhaltensweisen anzunehmen.

Dieser Widerstand ist auch ein Schutzmechanismus deines Kindes, um sein Verhalten zu verteidigen oder um den Kontrollverlust zu vermeiden, den es durch eine Veränderung im Essverhalten befürchtet. Ein weiterer Grund besteht darin, dass dein Kind Angst vor dem Unbekannten hat und sich unsicher fühlt, ob es die Veränderung bewältigen kann.

Kinder leiden insbesondere dann an Panik oder Meltdown, wenn sie sich in einem Zustand von Angst oder emotionaler Dysregulation befinden. Essstörungen beeinflussen Emotionen und Verhaltensweisen, da sie ja meist auf Kontrolle und Angst vor Gewichtszunahme oder Nahrungsmittelaufnahme beruhen. Dadurch kann es zu emotionalen Ausschlägen kommen, wenn das Essverhalten beeinträchtigt wird.

Doch was sind genau die Unterschiede zwischen Panik und Meltdown? Panikattacken und Meltdowns sind zwei verschiedene Dinge, die bei

Kindern auftreten können, und obwohl sie ähnliche Symptome haben können, sind die Ursachen und Auslöser unterschiedlich.

Eine Panikattacke ist eine plötzliche, überwältigende Angstreaktion, die von körperlichen Symptomen begleitet sein kann, wie z. B. schnelles Atmen, Herzrasen, Schwindelgefühle, Zittern und Schwitzen. Kinder können Panikattacken aus verschiedenen Gründen haben, einschließlich eines traumatischen Ereignisses, hoher Angst, generalisierter Angststörung, einer Phobie oder einer Essstörung. Panikattacken können episodisch auftreten und können schwerwiegende Auswirkungen auf das Wohlbefinden des Kindes haben.

Ein Meltdown hingegen ist eine intensive emotionale Reaktion auf Überstimulation, Stress, Überforderung oder Frustration. Kinder mit Essstörungen können sich ängstlich fühlen, wenn sie die Nahrungsmenge und -qualität nicht kontrollieren können. Dadurch kann es zu einem Zusammenbruch kommen, wenn sie mit Veränderungen im Essverhalten konfrontiert werden, beispielsweise durch eine Änderung in der Routine oder das Fehlen von Struktur. Ein Kind erlebt dann intensiven emotionalen Stress, kann zerbrechlich, irritiert oder wütend reagieren und zeigt unangemessenes oder unkontrolliertes Verhalten, wie lautes Schreien, Weinen, Selbstverletzung und aggressive Verhaltensweisen gegenüber anderen. Ein Meltdown kann zu einer heftigen Gefühlsreaktion führen, die normalerweise in Form eines intensiven Wutausbruchs auftritt. Dieser kann wenige Sekunden bis einige Minuten dauern und für Außenstehende schwer nachvollziehbar und irrational wirken.

Es ist wichtig, dass du zwischen Panikattacken und Meltdowns unterscheiden kannst, damit du die richtige Unterstützung bereitstellen kannst. Hast du einen Verdacht auf eine Panikattacke oder einen Meltdown solltest du ruhig und unterstützend reagieren und deinem Kind helfen, diese reaktiven Zustände zu begreifen und mit ihnen umzugehen.

Also, was ist zu tun, wenn dein Kind sich in Widerstand, Panik oder Meltdown befindet und wie kannst du dein Kind überzeugen und zur Zusammenarbeit motivieren? Es ist vollkommen in Ordnung, wenn Kinder ihre Angst und Unsicherheit zeigen. Weinen und Zittern sind ein natürlicher Ausdruck von Stress und Überforderung. Du musst jedoch sicherstellen, dass dein Kind währenddessen weiter isst, denn dies ist der einzige Weg, um seine Gesundheit und sein Wohlbefinden zu erhalten. Du kannst Nähe und Unterstützung anbieten, ohne dich deinem Kind aufzuzwingen. Es ist wichtig, dass du empathisch bleibst und dich bemühst, das Leid deines Kindes zu verstehen.

Ablenkung hilft

Wenn dein Kind eine Panikattacke hat, kannst du ihm helfen, indem du es ablenkst, das ist das Prinzip der Umkehrung der Aufmerksamkeit. Du kannst z. B. einfache Fragen stellen, die zum Nachdenken anregen und eine willkommene Ablenkung bieten, um dein Kind aus seinem stressigen Zustand zu holen. Hier geht es darum, seine Aufmerksamkeit nach außen zu lenken. Stelle Fragen wie z. B. „Was hast du eigentlich gestern gemacht?“, „Welchen Film hast du gesehen?“, „Wie heißen alle deine Schulkameraden?“, „Nenne mir fünf grüne Dinge, die du hier im Raum siehst“. Auf die bewusste tiefe Atmung und Klopftechniken möchte ich hier noch einmal explizit hinweisen, sie sind an früherer Stelle schon beschrieben.

Kälte- und Wärmereize können ebenfalls hilfreich sein: Gib deinem Kind Coolpacks und Wärmekissen in die Hand oder lege sie abwechselnd auf die Beine. Dadurch, dass der Körper mit Kälte und Wärme konfrontiert ist, lenkt dies die Aufmerksamkeit von der inneren Anspannung weg.

Wenn möglich, kannst du dein Kind liebevoll in den Arm nehmen, um es zu beruhigen und ihm Sicherheit zu geben. Es kann hilfreich sein, beispielsweise seine zitternden Beine oder zittrigen Hände zu halten, um eine Verbindung zu deinem Kind aufzubauen und ihm das Gefühl zu geben, nicht allein zu sein. Eine Panikattacke dauert in der Regel nicht länger als 20 bis 30 Minuten und wird sich von allein abbauen. In dieser Zeit solltest du deinem Kind deine uneingeschränkte Unterstützung und dein Mitgefühl entgegenbringen.

Selbstverletzung und Wegrennen

Wenn dein Kind droht, sich selbst oder dir Schaden zuzufügen, weil es sich weigert zu essen, dann ist es Zeit zu handeln. Auch wenn es nur ein Versuch ist, durch ein solches Verhalten seinen Willen durchzusetzen, solltest du die Drohung ernst nehmen. Ich verstehe, dass es schwer ist, mit dieser Situation umzugehen, aber ich schlage vor, dass du darauf reagierst, als ob du mit einem selbstmordgefährdeten Kind konfrontiert wärst.

Ich empfehle dir, dein Kind zum Kinderarzt zu bringen oder den sozialpsychiatrischen Dienst oder die Notaufnahme zu rufen, wenn es notwendig ist. Es ist wichtig, dass du dein Kind nicht allein lässt und ihm Hilfe und Unterstützung anbietest, um es vor weiterem Schaden zu bewahren.

Es ist entscheidend, dass du nicht nachgibst und deinem Kind sagst, dass es okay ist, das Essen zu verweigern, wenn er oder sie dich bedroht, gewalttätig wird oder sogar mit Selbstmord droht. Nahrung ist eine Grundvoraussetzung und in der Tat Medizin für den Körper. Wenn du merkst, dass das Verhalten deines Kindes eskaliert, ist es wichtig, einen Plan zu haben und darauf vorbereitet zu sein.

Du solltest also im Voraus Überlegungen anstellen und Notfallpläne ausarbeiten, falls das Verhalten deines Kindes außer Kontrolle gerät. Zum Beispiel könntest du eine Liste von Ansprechpartnern und Telefonnummern erstellen, die du im Notfall kontaktieren kannst. Es könnten Familienmitglieder, Freunde, Ärzte oder Psychologen sein, die in der Lage sind, schnell und effektiv zu handeln.

Vorsichtsmaßnahmen, die du überdenken solltest

Wenn dein Kind eine Essstörung hat, kann das eine schwerwiegende Belastung für die ganze Familie sein. Du solltest als Elternteil einige Vorsichtsmaßnahmen ergreifen, um das Wohlbefinden deines Kindes zu gewährleisten und eine Verschlimmerung der Symptome zu vermeiden. In diesem Kapitel beschreibe ich einige praxiserprobte Maßnahmen, die du für eure Situation bedenken und ergreifen kannst, um dein Kind zu unterstützen. Manche mögen dir vielleicht zu drastisch erscheinen, aber es ist dennoch gut, darüber einmal zu lesen, damit du dich ggf. frühzeitig daran erinnerst.

Im selben Zimmer übernachten

Ja, es kann hilfreich sein, in demselben Zimmer zu übernachten, besonders, wenn dein Kind sich selbstgefährdend verhält. Das zeigt, dass du für ihn oder sie da und bereit bist, deinem Kind zu helfen, wenn nötig. Die Anwesenheit eines vertrauten Erwachsenen im gleichen Zimmer kann dazu beitragen, das Wohlbefinden und die Sicherheit deines Kindes zu erhöhen und ihm das Gefühl geben, dass es nicht allein ist. Darüber hinaus kann das gemeinsame Übernachten helfen, Gespräche anzuregen und das Vertrauen und die Bindung zwischen dir und deinem Kind zu stärken. Es ist jedoch wichtig, dass du das Schlafverhalten deines Kindes nicht störst und es selbst entscheiden lässt, ob es im gleichen Zimmer schlafen möchte.

BAU DIR EIN NETZWERK AUF

Dein Kind beim Kampf gegen die Essstörung zu unterstützen, kann sehr belastend und frustrierend sein. Es ist wichtig, dass du Ruhe bewahrst und nicht in Verzweiflung oder Frustration verfällst. Bau dir ein eigenes Netzwerk von Freunden und Familienmitgliedern auf, die dich bei der Betreuung deines Kindes unterstützen.

Gegenstände sicher verwahren

Ich empfehle dir, alle Schlüssel im Haus an einem sicheren Ort aufzubewahren, damit dein Kind sich nicht einschließen oder ungewollten Schaden verursachen kann. Zudem solltest du wertvolle Gegenstände wie Handy, iPads oder Notebooks sicher verwahren und nicht in der Nähe des Esstisches oder in Reichweite deines Kindes liegen lassen. Durch Konflikte am Esstisch kann es schnell zu eskalierenden Situationen kommen, insbesondere für Kinder, die diese Situation mit großem Stress bewältigen müssen. Dies kann zu Wutausbrüchen und schwer kontrollierbaren Aggressionen führen. Daher ist es wichtig, Vorsichtsmaßnahmen zu treffen, um diese Situationen zu entschärfen.

Deshalb solltest du auch scharfe Gegenstände wie Messer und Scheren an einem sicheren Ort aufbewahren, der schwer zugänglich für dein Kind ist. Wenn dein Kind diese Gegenstände benötigt, sollte es diese nur unter Aufsicht eines Erwachsenen benutzen dürfen.

Auch Medikamente solltest du außerhalb der Reichweite deines Kindes aufbewahren. Du minimierst allein schon damit das Risiko, dass dein Kind diese versehentlich einnimmt oder sich durch sie gesundheitlichen Schaden zufügt. Medikamente solltest du also immer in verschließbaren Schränken oder Schubladen aufbewahren.

Auf unzerbrechliches Geschirr umsteigen

Ich empfehle dir, auf Plastikteller und -gläser umzusteigen, wenn dein Kind regelmäßig mit Geschirr wirft. Das verringert das Risiko von Schäden und Verletzungen. Wenn beim Essen dennoch etwas kaputtgeht, ist es wichtig, dass du nicht schimpfst oder wütend wirst. Eine bessere Vorgehensweise ist, dein Kind bei der Reparatur oder einem Neukauf aktiv mit einzubeziehen.

Es ist wichtig, dass dein Kind die Konsequenzen seines Verhaltens spürt. Allerdings sollten auch die Aufräumaktionen erst nach dem Essen geschehen. Indem du dein Kind an der Beseitigung des Schadens beteiligst, lernt es Verantwortung für seine Handlungen zu übernehmen und schult zudem seine sozialen Fähigkeiten.

Statt zu schimpfen, kannst du diese Botschaften wiederholen – und zwar immer wieder:
„Ich liebe dich sehr, aber ich mag es nicht, wenn du ...!"
„Ich habe dich wirklich lieb. Aber ich kann es gar nicht leiden/wirklich nicht akzeptieren/nicht tolerieren, wenn du Sachen kaputtmachst/mich anschreist/fluchst – ich habe dich trotzdem lieb."
„Bitte stop! Hör auf damit. Lass uns später darüber sprechen, wenn wir uns beide beruhigt haben."

Aber auch ...
„Es tut mir leid, ich war müde/gereizt/überarbeitet/wütend. Ich hätte das nicht sagen/tun sollen."
„Ich bin traurig/frustriert/gestresst/wütend, weil ..."

Fenster und Türen sichern

Es ist wichtig, dass du Fenster und Türen so sicherst, dass dein Kind nicht impulsiv das Haus verlassen und sich selbst in Gefahr bringen kann. Eine Möglichkeit wäre, Jalousien herunterzulassen, Türen abzuschließen und insbesondere Fenster im Obergeschoss zu verriegeln. Wenn dein Kind jedoch trotz dieser Sicherheitsmaßnahmen immer noch versucht, sich im Zimmer zu verbarrikadieren, solltest du in Erwägung ziehen, die Kinderzimmertür für eine bestimmte Zeit auszuhängen, um sicherzustellen, dass dein Kind sich nicht selbst verletzt.

Das mag drastisch klingen. In der Tat ist die Sicherheit deines Kindes jedoch das oberste Ziel, insbesondere, wenn es um die Behandlung von Essstörungen geht. Essstörungen können schwere gesundheitliche Auswirkungen haben, und insbesondere, wenn dein Kind gefährliche Verhaltensweisen zeigt, ist möglicherweise sogar ein Krankenhausaufenthalt notwendig, um seine Sicherheit zu gewährleisten.

Diese Situation kann sehr belastend vor allem für dich als Elternteil sein, aber mach dir bewusst, dass dein Kind Hilfe braucht, um seine Essstörung zu überwinden. Lass dein Kind wissen, dass du für es da bist und ihm hilfst, die notwendige Unterstützung zu finden, um wieder gesund zu werden.

Fazit: Der erste Grundsatz, den du als Elternteil beachten kannst, ist, eine offene und positive Kommunikation mit deinem Kind zu pflegen. Dein Fokus sollte darauf liegen, die Motivation und Widerstandsfähigkeit deines Kindes zu fördern, anstatt dich auf das problematische Verhalten zu konzentrieren. Eine vorsichtige Einführung von Veränderungen und die Berücksichtigung der Bedürfnisse und Wünsche deines Kindes wird dir dabei helfen, Widerstände Schritt für Schritt abzubauen. Außerdem empfehle ich dir, professionelle Unterstützung neben dem Arzt auch von Fachleuten aus den Bereichen Psychologie und Ernährungsberatung in Anspruch zu nehmen, um dein Kind insgesamt angemessen behandeln zu können.

Umgang mit dir selbst und deiner Familie

Dein Kind in dieser schwierigen Zeit und Phase aus dieser Essstörung herauszubegleiten, kann einem großen Balanceakt gleichen und sich für dich anfühlen, als ob du barfuß auf einem schwierigen, schmalen Pfad entlangbalancierst. Als Elternteil musst du über längere Zeit eine große Verantwortung für dein Kind übernehmen und trotzdem noch als Familie funktionieren. Manchmal kann der Druck sehr hoch werden und zu eigenen emotionalen Herausforderungen führen.

Den richtigen Ton und die passende Empathie zu finden, erfordert ein großes Spektrum an Handlungsfähigkeit und Ressourcen von dir. Du darfst weder zu wenig noch zu viel Gefühl zeigen, nicht zu stark kontrollieren, zu direktiv sein oder im Gegenteil zu lasch oder die Auswirkungen auf die Familie ignorieren. Es ist schwierig, einen ausgewogenen Pfad zu finden, auf dem du selbst nicht stürzt, aber deinem Kind dennoch notwendige Hilfe leistest.

Wenn du dich zu sehr in die Essstörung deines Kindes verstrickst, wirst du selbst in Mitleidenschaft gezogen und kannst nicht mehr optimal helfen. Daher ist es sinnvoll, gut auf sich selbst aufzupassen und klare Grenzen zu setzen, um deinem Kind auf eine positive Art und Weise beistehen zu können.

SELBSTFÜRSORGE IST WICHTIG, UM ZU HELFEN

Besonders wichtig: Ich möchte dich daran erinnern, dass du dir in diesem meist langwierigen Prozess selbst auch Zeit für dich zur Selbstfürsorge und Unterstützung nimmst. Nur so kannst du deinem Kind eine echte Hilfe sein.

Darüber, dass ihr als Eltern an einem Strang ziehen müsst, habe ich an anderer Stelle schon gesprochen. Aber gerne möchte ich noch auf die Besonderheiten der Geschwister in der Familie eingehen.

Beziehe Geschwister aktiv ein

Wenn ein Kind in deiner Familie an einer Essstörung leidet, braucht es sehr lange Zeit sehr viel Aufmerksamkeit. Umso wichtiger für dich, dass du auch seine Geschwister miteinbeziehst. Hier sind einige Dinge, auf die du achten kannst:

1. Fördere ihr Verständnis: Die Geschwister spüren ja die Auswirkungen der Essstörung auf die Eltern und auf das gesamte Familiengefüge. Sie können sich ausgeschlossen fühlen, weil sie weniger Aufmerksamkeit bekommen. Sei für deine anderen Kinder ebenfalls da und versuche ihnen altersgerecht zu erklären, was mit ihrem betroffenen Geschwisterkind passiert. Wenn sie verstehen, was passiert, können sie es besser nachvollziehen und besser unterstützen.

2. Beziehe sie mit ein: Je nachdem, wie alt die Geschwister sind, kannst du sie in die Problemstellungen miteinbeziehen und diese auch offen mit ihnen diskutieren. Geschwister haben oft eine ganz andere Sicht auf die Dinge, und das kann bei vielen Fragestellungen sehr hilfreich sein.

3. Vermeide Neid und Konkurrenzdenken: Versuche zu verhindern, dass die Geschwister in einen Wettbewerb zueinander treten. Das passiert sehr schnell, insbesondere wenn eines der Kinder durch seine Erkrankung mehr Aufmerksamkeit und Unterstützung benötigt als das andere. Sei positiv und unterstütze sie.

3. Minimiere den Stress: Sorge dafür, dass ihr alle zusammenhaltet und eine positive und unterstützende Umgebung in eurer Familie schafft. Sei verständnisvoll und hilfsbereit.

4. Fördere eine offene Kommunikation: Sei offen für Gespräche und höre allen Kindern zu, wenn sie über ihre Ängste und Bedenken sprechen, und bemühe dich, sie zu unterstützen. Manche Probleme der Geschwisterkinder mögen angesichts der gravierenden Problemstellung deines erkrankten Kindes klein erscheinen. Mach dir aber bewusst, dass sich dieses „kleine Problem“ für das Kind auch groß darstellen kann und deshalb genauso ernsthaft behandelt werden sollte.

5. Sei sensibel bei veränderten Geschwisterbeziehungen: Manchmal ziehen jüngere und kleinere Geschwister an den essgestörten Kindern in Bezug auf deren emotionale Reife vorbei. Das ist für eine gesunde Geschwisterbeziehung nicht ganz einfach. Es gibt Familien, in denen das dazu führt, dass die jüngeren Geschwister so etwas wie eine Elternrolle einnehmen – was für das Geschwisterkind auf Dauer natürlich zu einer kompletten Überforderung führt.

6. Sprich mit deinen Kindern über die Suche nach professioneller Hilfe, wenn die Situation schwierig ist. Es ist wichtig, dass ihr euch Unterstützung durch Berater oder Therapeuten einholt, um auch den Geschwisterkindern zu helfen. Manchmal werden die Geschwister in die Familiengespräche miteinbezogen, diskutiere das doch gerne auch mit dem behandelnden Therapeuten, ob das möglich ist.

SO HOLT IHR EUCH HILFE VON AUSSEN

Wahrscheinlich wirst du im Laufe des Heilungsprozesses deines Kindes immer wieder vor Herausforderungen stehen, bei denen du dich zunächst unsicher fühlst. Und das ist völlig normal. Es ist gut, wenn du dir dann wirksame Hilfe von außen dazuholst.

Es gibt Momente im Leben, in denen man vor Herausforderungen steht, bei denen man nicht weiß, wie man weitermachen soll. Eine Essstörung bei einem Kind ist eine solche Situation. Doch keine Sorge, du bist nicht allein. Unterstützung kannst du durch Experten und Fachleute erhalten, die dir helfen können, richtig zu handeln. Aus meiner Erfahrung in der Praxis weiß ich, wie wertvoll eine frühzeitige Zusammenstellung eines Expertenteams und Support-Netzwerks sein kann, um dir Sicherheit zu geben und eine positive Zukunft für dein Kind zu gewährleisten.

Schulungen und Foren für Eltern

Es kann für dich als Elternteil von einem Kinder mit Essstörungen hilfreich sein, sich an Elternforen zu wenden, um dort Unterstützung, Ratschläge und Informationen von anderen Eltern zu erhalten, die ähnliche Erfahrungen gemacht haben. Die Teilnahme an Selbsthilfegruppen oder Onlineforen kann dir helfen, das Gefühl der Isolation und Einsamkeit zu verringern, das Eltern von Kindern mit Essstörungen durchaus im Verlauf der Erkrankung empfinden können.

Darüber hinaus können Schulungen für dich ebenfalls hilfreich sein, um das Verständnis für Essstörungen zu vertiefen, und um Techniken zu erlernen, wie du deinem Kind am besten helfen kannst. Bei diesen Schulungen geht es auch darum, die Kommunikation und Beziehung zwischen dir und deinem erkrankten Kind zu verbessern, um es bei der Bewältigung der Essstörung zu unterstützen. Hilfreiche Infos und Adressen findest du dazu im Anhang und im Internet.

Aus meiner Praxis: Lennart, 24 Jahre
Ich kann Eltern nur raten: Nehmt die Sorgen und Probleme eurer Kinder ernst und seid uneingeschränkt für sie da. Manchmal ist es gar nicht so einfach, seine Symptome zu beschreiben und in Worte zu fassen. Die Kinder werden so schon auf genügend Menschen treffen, die ihre Probleme nicht nachvollziehen können oder sie sogar belächeln, also gebt ihnen das Gefühl, dass ihr ihnen glaubt. Körperliche Verletzungen wie ein Beinbruch sind halt deutlich einfacher zu erklären und zu verstehen. Und beachtet bitte, dass wenn euer Kind nicht essen kann, es nicht automatisch bedeutet, dass es an Magersucht leidet. Es gibt viel mehr Krankheiten, die dafür verantwortlich sein können, dass euer Kind nicht essen kann.
An die Betroffenen: Ich weiß, es ist schwer, aber lasst euch nicht unterkriegen, ihr seid mehr als eure Krankheit! Verliert niemals den Glauben daran, dass es eines Tages besser wird, denn das wird es.

Erste Steps: Soforthilfe

Was ist zu tun, wenn du erkennst, dass dein Kind von einer Essstörung betroffen ist? Der Kinderarzt ist oft der erste Ansprechpartner, der dein Kind auf mögliche Essstörungen untersucht und Hinweise zur weiteren Behandlung geben kann. Darüber hinaus gibt es spezialisierte Beratungsstellen für Essstörungen, die kostenlos Hilfestellung und Beratung anbieten. Sie können dir dabei helfen, eine Essstörung zu erkennen, passende Hilfsangebote oder Therapien zu finden und dich auf die weitere Behandlung deines Kindes vorzubereiten. Die Gespräche sind vertraulich und können online oder am Telefon geführt werden. Schau auf der Website der Bundeszentrale für gesundheitliche Aufklärung (www.bzga-essstoerungen.de) nach Beratungsstellen in deiner Nähe und zögere nicht, Hilfe anzunehmen.

Eine weitere Anlaufstelle für dich ist das Jugendamt vor Ort. Es bietet unter anderem Beratungsgespräche, Vermittlung von Kliniken oder ambulanten Therapien. Du erhältst dort aber auch ganz konkrete Unterstützung in Form einer Familienhelferin bei dir zu Hause. Sie kann dir bei der Organisation des Alltags und der Sorge für Geschwisterkinder helfen. Auch können finanzielle Unterstützung bei notwendigen Therapien oder Fahrkosten eine Option sein. Daher empfehle ich dir, dich wirklich an das örtliche Jugendamt zu wenden und dich über alle Möglichkeiten der Unterstützung zu informieren. In der Regel gibt es dort Fachkräfte, die auf das Thema Essstörungen und Familienberatung spezialisiert sind und dir weiterhelfen können.

Vertraue darauf, dass es für alles Lösungen gibt und dass sich alles zum Guten wenden wird. Schritt für Schritt. – Und feiere auch kleine Erfolge!

Empfehlenswerte Therapieformen

Um es vorwegzusagen: Es gibt nicht *die* eine richtige Therapieform bei einer Essstörung, da die Erkrankungen unterschiedlich sind und jedes Kind individuelle Bedürfnisse hat. Wenn die Essstörung noch nicht allzu stark ausgeprägt und erst vor Kurzem aufgetreten ist, kann eine ambulante Psychotherapie in Betracht gezogen werden. Eine solche Therapie kann auch im Anschluss an einen Klinikaufenthalt von Vorteil sein, um mögliche Probleme und Rückschritte im Alltag zu besprechen und bearbeiten zu können.

Allerdings rate ich bei einem sehr schlechten körperlichen Zustand deines Kindes oder zusätzlichen psychiatrischen Störungsbildern oder gar Selbstmordgefährdung (Suizidalität) dringend zu einer stationären Therapie in einer spezialisierten Klinik – sie ist in diesem Fall alternativlos.

Eine wichtige Erkenntnis bei der Behandlung von Essstörungen ist, dass Patienten, die in jungen Jahren erkranken, eine umfassendere Behandlung benötigen, die auch die Familie miteinbezieht. Das solltest du auf jeden Fall in der entsprechenden Klinik erfragen, weil die Kliniken in Bezug auf die Integration der Familie in die Therapie sehr unterschiedlich aufgestellt sind.

Grundsätzlich bieten Kliniken eine intensive Betreuung und schaffen eine räumliche Trennung von einem Umfeld, das zur Entstehung oder Aufrechterhaltung der Essstörung beigetragen hat. Diese Trennung kann ein erster Schritt in Richtung Abgrenzung und Ablösung sein. Allerdings gestaltet sich die Rückkehr ins normale Leben nach einem Klinikaufenthalt oft als schwierig. Um den Übergang von einer Klinikbehandlung zurück in das Familienumfeld zu erleichtern, kann eine Unterstützung in therapeutischen Wohngruppen angeboten werden. Dabei werden die Programme individuell auf das Alter des Kindes oder Jugendlichen zugeschnitten.

Wichtig ist bei der Therapie, sowohl an den körperlichen Symptomen der Erkrankung, wie z. B. dem Gewichtsverlust bei Anorexie oder dem Mehrgewicht bei Binge-Eating, als auch an den emotionalen Ursachen zu arbeiten. Eine erfolgreiche Behandlung von Essstörungen umfasst daher neben der Gewichtsveränderung auch die Verbesserung der Körperwahrnehmung sowie die Auseinandersetzung mit den Hintergründen und Auslösern der Essstörung. Dabei werden verschiedene Therapieziele verfolgt, beispielsweise der Aufbau eines gesunden Essverhaltens, die Behandlung von körperlichen Symptomen und Begleiterkrankungen, die Förderung sozialer Fähigkeiten und die schulische sowie berufliche (Wieder-)Eingliederung.

Aus meiner Erfahrung kann ich sagen, dass das Zusammenspiel der verschiedenen Berufe wie Medizin, Psychotherapie, Ernährungstherapie und weiteren notwendig ist, das Essverhalten deines erkrankten Kindes zu normalisieren und eine dauerhafte Genesung zu erreichen. Zu den erfolgreichen Therapieansätzen bei Essstörungen zählen insbesondere die kognitive Verhaltenstherapie, Gesprächstherapie, Schematherapie, ACT-Akzeptanz und Commitment Therapie, Ego-State-Therapie u. a.

Zusätzlich kann in einigen Fällen eine medikamentöse Unterstützung in Betracht gezogen werden. Antidepressiva und Antipsychotika werden manchmal eingesetzt, um Symptome wie Depressionen, Angstzustände oder Zwangsstörungen zu behandeln, die oft mit Essstörungen einhergehen.

Ambulante Therapie

Die ambulante Therapie beinhaltet in der Regel mehrere Komponenten und Stufen, je nach Schweregrad der Erkrankung und individuellem Bedarf deines Kindes.

1. Einzeltherapie: Dies ist eine Form der Therapie, bei der der dein Kind regelmäßig mit einem Therapeuten zusammenarbeitet, um seine Essstörung und andere zugrunde liegende psychische Probleme zu behandeln. Der Therapeut kann verschiedene Behandlungsansätze anwenden, wie z. B. kognitive Verhaltenstherapie, Gesprächstherapie oder ACT, um Symptome zu lindern und eine langfristige Genesung zu fördern.

2. Ernährungsberatung: Ein Diätassistent oder Ernährungsberater unterstützt dich und dein Kind dabei, seine Essgewohnheiten zu ändern und ein gesundes Verhältnis zum Essen aufzubauen. Der Schwerpunkt liegt hier auf der Aufklärung über gesunde Ernährung, dem Erlernen eines richtigen Essverhaltens, der Überwindung von Essstörungen sowie der Bewältigung von Ängsten und Schuldgefühlen im Zusammenhang mit dem Essen.

3. Gruppentherapie: Gruppentherapie ist eine Behandlungsform, bei der mehrere Kinder mit ähnlichen Problemen zusammen in einer Therapiegruppe sind. Die Gruppe bietet eine unterstützende und strukturierte Umgebung und hilft dabei, die Symptome besser zu verstehen, zu teilen und sich gegenseitig zu motivieren, sich zu erholen.

4. Familientherapie: Diese Form der Therapie bezieht die Familie des erkrankten Kindes mit ein. Ziel ist es, Familienthemen und -dynamiken zu erkennen, die vielleicht zum Auftreten oder zur Aufrechterhaltung der Essstörung beitragen könnten. Damit sollen Veränderungen gefördert werden, die auf eine langfristige Genesung abzielen.

Die ambulante Therapie bei Essstörungen sollte auf die individuellen Bedürfnisse deines Kindes abgestimmt sein, indem sie den Bedarf an zusätzlichen Ressourcen berücksichtigt, wie z. B. psychiatrische Therapie, Selbsthilfegruppen oder alternative Therapien wie Kunst- und Musiktherapie. Der Schlüssel zum Erfolg einer ambulanten Therapie bei Essstörungen ist die Koordination der Behandlung der verschiedenen Therapeuten und eine offene und engagierte Zusammenarbeit zwischen deinem Kind, der Familie und den Therapeuten.

Es gibt eine Reihe von Vorteilen, die für diese Therapieform sprechen: die große Flexibilität und die Pflege in der kindlichen Umgebung, wie Familie, Schule und Freundeskreis. Demgegenüber stehen aber auch Nachteile: So ist eine ambulante Therapie bei stark komplexen Erkrankungen, die eine engmaschige Betreuung erfordern, nicht realisierbar. Genauso, wie es je nachdem, wie der Fall liegt, sogar notwendig für die Genesung deines Kindes sein kann, aus seinem familiären Umfeld wegzukommen. Ein Nachteil ist sicherlich auch, dass die intensive Unterstützung beim Essen ausschließlich über die Eltern zu leisten ist. Außerdem kann die zeitliche Belastung einer ambulanten Therapie für manche Eltern nicht tragbar sein.

Besonders wichtig: Das A und O ist es, die Nerven zu bewahren! Dann findest du auch mit deinem Kind den richtigen Weg.

Interview: Ernährungsberatung

Ich rate dir dringend dazu, eine externe Ernährungsberatung hinzuziehen. Es lohnt sich wirklich und kann sehr wirksam sein, das erlebe ich immer wieder in meiner Praxis. Da ich selbst keine Expertin in diesem Themenbereich bin, habe ich Gabriele Jütten-Buscher, Diplom Oecotrophologin von e.a.t. Ernährungsberatung, interviewt.

Wie erklärst du z. B. einer essgestörten Jugendlichen, was ihr eine Ernährungsberatung bringen kann, was sie selbst noch nicht weiß?

Du beschäftigst dich seit langer Zeit mit dem Kaloriengehalt von Lebensmitteln, und du weißt genau, in welchem Lebensmittel wie viele Fette und Zucker enthalten sind. Und weil du diese meidest, muss deine Ernährung ja gesund sein – wozu dann zur Ernährungsberatung?

Das ist jedoch die Stimme deiner Essstörung, die in dieser Weise zu dir spricht. Die dir suggeriert, dass professionelle Ernährungsberatung für dich überflüssig ist. Auf der anderen Seite ist da noch eine andere Stimme in dir. Sie hat den Wunsch, wieder an Gewicht zuzunehmen und deinem Körper etwas Gutes zu tun. Sie sagt, dass deinem Körper vielleicht Nährstoffe fehlen, da du dich häufig müde und schlapp fühlst.

Diese Stimme wünscht sich deshalb konkrete Impulse, um deine Gesundheit zu unterstützen und möchte wieder ein normales und gesundes Essverhalten lernen. Diese Stimme in dir vermisst den Spaß und den Genuss beim Essen. Die Freude wieder zu spüren, wenn du mit der Familie oder Freunden ein schönes Essen genießen kannst.

Was kann Ernährungstherapie leisten?

Viele Betroffene verlieren aufgrund ihrer Essstörung das Gefühl für ihren Körper und eine stabile gesunde Psyche. Aus diesem Grund ist das zentrale Thema der Ernährungstherapie, diese verloren gegangenen Gefühle wieder neu zu erwecken und damit eine innere Sicherheit zu erreichen. Ernährungstherapie hilft dabei, das Vertrauen in die eigenen Körpersignale wieder zu wecken. Hierzu ist z. B. auch das Erlernen von grundlegenden Informationen zu den physiologischen Abläufen im Körper sehr wichtig.

Hierzu ein Beispiel: Für die psychische Gesundheit ist das Vorhandensein der Hormone Serotonin, Dopamin oder Endorphine extrem wichtig (siehe dazu Kapitel „Neurotransmitter" ab Seite 49). Ein Mangel an diesen Hormonen verstärkt eine Essstörung, macht unglücklich, stärkt negative Gedanken und Depressionen und vieles mehr.

Woraus stellt aber der Körper diese Hormone her? Er kann sie nur produzieren, wenn er die dazu passende Bausubstanz in sich selbst hat: eine Vielzahl an Vitaminen, Mineralstoffen und essenziellen Aminosäuren. Und diese Bausubstanzen kommen aus der Nahrung, die wir unserem Körper geben. Was bedeutet dies im Umkehrschluss: Isst der erkrankte Jugendliche diese Bausubstanzen nicht, kann sein Körper diese Hormone, die glücklich und ausgeglichen machen, nicht herstellen.

Meinen jungen Patienten erkläre ich das gern mit dem Hausbau: Ein stabiles Haus zu bauen, ist unmöglich, wenn du weder Zement, Steine noch anderes Baumaterial hast. Und genauso ist es in deinem Körper: Um ein stabiles Körperhaus zu bauen, benötigst du eine ausreichende Menge an Bausubstanz aus der Nahrung. Ohne sie ist dein Körper nicht dazu in der Lage, ein stabiles Körperhaus zu bauen, mit allen Hormonen, die auch deine Psyche positiv steuern.

Was sind die Ziele einer Ernährungstherapie?

Neben der Verbesserung der Nährstoffzufuhr gibt es noch viele andere Bereiche, die wir verbessern können. Die betroffenen Kinder müssen ein normales, angstfreies und genussvolles Essverhalten erst wieder erlernen. Dabei kann eine professionelle Ernährungsberatung, die individuell auf die erkrankte Person ausgerichtet ist, sehr hilfreich sein. Ernährungstherapie kann konkrete Entscheidungshilfen und Unsicherheiten bezüglich Essverhalten, Mahlzeitengestaltung und Lebensmittelauswahl geben, sie hilft bei der Gestaltung des Alltags.

Sie hilft wieder zu lernen, was der Körper benötigt, um die Essstörung zu überwinden, Vertrauen zu Körpersignalen wie Hunger und Sättigung zu gewinnen, wieder warme Mahlzeiten zu genießen und mit normalen Portionsgrößen umzugehen, Essen wieder als freud- und genussvoll zu erleben. Die Erkrankten eine eigene Struktur mit regelmäßigen Mahlzeiten wiederfinden und auch für sie „verbotene“ Lebensmittel wieder in ihre Ernährung einbinden. Sie lernen, Heißhungerattacken zu besiegen und Essanfällen vorzubeugen.

Wie erkenne ich, welche Ernährungsberatung die richtige ist?

Eine geeignete Ernährungsberatung zu finden, ist nicht ganz so einfach, denn der Begriff ist nicht geschützt; jeder darf diese Bezeichnungen führen. Aus diesem Grund ist es sehr wichtig, bei der Auswahl der Ernährungsberatung darauf zu achten, dass eine fundierte Ausbildung in Ernährungswissenschaften dahintersteht.

In der Regel handelt es sich dabei um Ökotrophologen, Diätassistentinnen oder Ernährungsmedizinerinnen mit der Zusatzqualifikation „Ernährungsberatung“ oder „Ernährungstherapie“. „Zertifizierte Ernährungsberatung“ gehört nicht dazu. Ebenfalls ist es sehr wichtig, darauf zu achten, dass die Beraterin bzw. der Berater möglichst eine Zusatzfortbildung zum Thema Essstörung oder Ernährungspsychologie absolviert hat, oder einen Beratungsschwerpunkt im Bereich Essstörung legt. Ein hohes Maß an fachlicher Erfahrung in der Beratung von Essstörungen ist für den Erfolg der Ernährungstherapie sehr wichtig.

Neben allen fachlichen Kompetenzen ist es darüber hinaus ebenfalls wichtig, dass das erkrankte Kind bzw. die betroffenen Jugendlichen zu der Person eine Empathie haben müssen. Ist die beratende Person unsympathisch, kann kein Vertrauen aufgebaut werden und eine erfolgreiche Arbeit ist nicht möglich.

Eine Auflistung hilfreicher Fachverbände findest du im Anhang.

Family Based Treatment (FBT)

Die familienbasierte Behandlung (FBT) ist ein effektiver Ansatz zur Behandlung von Anorexie und anderen Essstörungen. Ihr Fokus liegt auf der Einbeziehung der Familie in die Therapie, um die Genesung des Kindes zu fördern.

Tatsächlich hat sich in den letzten 30 Jahren FBT im angelsächsischen Raum als Standardbehandlung etabliert. In Deutschland spielt die familienbasierte Therapieform jedoch noch keine nennenswerte Rolle. Obwohl sie in der S3-Leitlinie zur Diagnostik und Behandlung von Essstörungen ausdrücklich empfohlen wird, sind familiäre Ansätze in Fachkreisen noch kaum bekannt.

Dabei ist FBT eine wirksame und evidenzbasierte Therapie für die Behandlung von Anorexie bei Jugendlichen. Im Gegensatz zu anderen Therapieformen wird in der FBT die Erkrankung als ein Familienproblem betrachtet und die Therapie konzentriert sich daher nicht auf die Essstörung nur als Problem des einzelnen Patienten.

Die FBT gliedert sich in drei Phasen:

1. Gewichtszunahme: In der ersten Phase wird das Ziel verfolgt, dass dein Kind wieder ein angemessenes Gewicht erreicht. Deine Familie arbeitet dabei eng mit Ärzten und Ernährungsexperten zusammen, um sicherzustellen, dass dein Kind ausreichend Nahrung und Unterstützung erhält. Die Eltern übernehmen eine wichtige Rolle in dieser Phase und sind dafür verantwortlich, dass es genügend Nahrung zu sich nimmt.

2. Selbstkontrolle: In der zweiten Phase geht es darum, dass dein Kind allmählich eine größere Kontrolle über sein eigenes Essverhalten erlangt und seine Gedanken zu Essen und Gewicht besser regulieren kann. Dabei werden die Eltern als Unterstützung und helfende Instanz und nicht als Kontrolleure eingesetzt.

3. Normalisierung: In der dritten Phase geht es darum, dass dein Kind ein normales Leben führen kann und das Problem der Anorexie im Familienkontext bewältigt. Die Familie lernt, mit Konflikten umzugehen und stabilere Beziehungen aufzubauen.

In der Forschung beginnen nun erste europäische und deutsche Universitäten, sich mit FBT auseinanderzusetzen. Einige große Kliniken haben bereits begonnen, familienbasierte Ansätze und Home Treatments bei Essstörungen als außerklinische Behandlungsform einzusetzen (z. B. in Berlin, Bonn, Aachen).

Leider gibt es aktuell jedoch fast keine FBT-Therapeuten im deutschsprachigen Raum und eine klassische FBT-Therapie vor Ort in deutscher Sprache ist meist nicht möglich. Ich möchte dich aber gerne auf ein sehr großes Elternnetzwerk hinweisen mit umfassenden Erläuterungen und Erklärungen und Ansprechpartnern zu dieser familienbasierenden Behandlungsmethode (www.netzwerk-magersucht-eltern.de).

Tagesklinik

Es gibt Situationen, in denen eine teilstationäre Behandlung in einer Tagesklinik die richtige Behandlungsmethode ist. Bei dieser Art der Behandlung ist dein Kind tagsüber in der Klinik, jedoch abends und am Wochenende zu Hause. Es eignet sich deshalb für Kinder, die eine intensivere Behandlung benötigen, als die ambulante Therapie bieten kann, aber nicht die Notwendigkeit einer stationären Behandlung haben. In der Regel beträgt die Dauer der Therapie circa vier bis sechs Wochen, kann jedoch auch kürzer oder länger sein. Die teilstationäre Behandlung bietet eine breite Palette von Behandlungsoptionen, wie z. B. kognitive Verhaltenstherapie, Gruppen-, Kunst-, Musik- und Familientherapie.

Die Vorteile sind umfassend: Hierzu zählen die mögliche Überwachung von Medikamenten und Symptomen, die intensive Therapie, die möglicherweise damit auch effektiver ist als eine ambulante Therapie, und natürlich die Möglichkeit, die sozialen Fähigkeiten und unterstützende Beziehungen zu anderen Kindern und Jugendlichen aufzubauen. Aber auch hier müssen die Vor- und Nachteile abgewägt werden. Zu den Nachteilen gehören die möglichen Schwierigkeiten bei der Koordination von Terminen mit der Schule für therapeutische Sitzungen, die mögliche soziale Stigmatisierung in der Schule und natürlich auch die niedrigere Intensivität im Vergleich zu einer vollstationären Behandlung.

Stationärer Aufenthalt

Ein stationärer Aufenthalt kann für dein Kind erforderlich sein, wenn seine Erkrankung so schwerwiegend ist, dass eine ambulante oder teilstationäre Behandlung nicht ausreicht. Im Allgemeinen sollte eine stationäre Behandlung nur in einer spezialisierten Fachklinik durchgeführt werden, die auf Essstörungen bei Kindern spezialisiert ist.

Während eines stationären Aufenthalts wird dein Kind 24 Stunden am Tag von einem multidisziplinären Team betreut, das aus Ärzten, Pflegekräften, Ernährungsberatern und Psychotherapeuten besteht.

Stationäre Behandlungen bieten eine breite Palette von Behandlungsmöglichkeiten, einschließlich Einzel-, Gruppen-, Familientherapie und verschiedenen Aktivitäten und Workshops. Das multidisziplinäre Team arbeitet eng mit deinem Kind und je nach Klinik auch mit der Familie zusammen, um ein individuelles Therapieprogramm zu erstellen, das auf die Bedürfnisse und Ziele deines Kindes zugeschnitten ist.

Eine stationäre Behandlung bei Kindern mit Essstörungen bietet Vorteile. Hierzu zählen die umfassende Betreuung durch ein multidisziplinäres Team, eine intensive Therapie und Überwachung deines Kindes rund um die Uhr, eine schnelle Verbesserung seines Essverhaltens sowie eine emotionale Stabilisierung. Außerdem kann eine sichere Umgebung geschaffen werden, die dein Kind vor Auslösern schützt und für mentale und emotionale Unterstützung der Familie gesorgt werden. Allerdings gibt es auch einige Nachteile, wie z. B. die Notwendigkeit, von der Schule und sozialen Aktivitäten getrennt zu sein, ein möglicherweise längerer Krankenhausaufenthalt und eine mögliche soziale Stigmatisierung. Es ist deshalb wichtig, jede individuelle Situation genau zu prüfen und alle möglichen Optionen zu bewerten. In der Regel bieten die Kliniken vor der stationären

Aufnahme gemeinsame Gespräche und auch die Möglichkeit einer Besichtigung der Klinik an. Außerdem gibt es individuelle Regelungen für den Besuch von Angehörigen und Wochenendbesuche des erkrankten Kindes zu Hause.

Interview: Stationäre Therapie

Zu dieser wichtigen Therapieform habe ich Prof. Dr. med. Ulrich Voderholzer, ärztlicher Direktor und Chefarzt der Schön Klinik in Bayern, interviewt.

Was raten Sie betroffenen Eltern bezüglich der Wahl einer geeigneten Klinik?

Essstörungen sind oft schwere Krankheitsbilder, die den Alltag stark bestimmen, die Lebensqualität erheblich einschränken können und oftmals mit vielen anderen begleitenden psychischen Problemen einhergehen wie Depressionen, Zwangsstörungen oder anderen Angststörungen. Für die Behandlung ist in ganz besonderem Maße wichtig, dass sie spezialisiert auf das Krankheitsbild Essstörungen ist, d. h., dass die Behandler mit den Besonderheiten des Krankheitsbildes vertraut sind und Erfahrung damit haben. Die Schön Klinik Roseneck in Prien am Chiemsee war die erste Klinik in Deutschland überhaupt, die auch innerhalb einer Klinik Spezialstationen zur Behandlung von Essstörungen etabliert hat. Mittlerweile gibt es viele andere Einrichtungen und auch mehrere andere Schön Kliniken, die unter anderem auf Essstörungen spezialisiert sind.

Wie sieht die Therapie einer Essstörung in einer spezialisierten Klinik aus?

Die Behandlung ist ganz überwiegend psychotherapeutisch. D. h., dass Psychopharmakotherapie, die bei anderen Krankheitsbildern eine wichtige Rolle spielt, bei der Behandlung von Essstörungen nach wie vor eine eher untergeordnete Rolle spielt. In der psychotherapeutischen Behandlung ist das Vorgehen immer zweigleisig, d. h. sie berücksichtigt auf der einen Seite den Wiederaufbau und das Erlernen eines normalen Essverhaltens mit einer normalen Mahlzeitenstruktur, die für den Körper erforderlichen Nahrungsmengen und den Abbau essgestörter Verhaltensweisen wie Erbrechen, Abführen, selektive Nahrungsauswahl, extrem langsames Essen und vieles andere. Auf der anderen Seite geht es gleichermaßen darum, die dahinterliegenden Konflikte und emotionalen Themen der Betroffenen, insbesondere die Angstsymptome und vor allem Selbstwertprobleme der Betroffenen, zu behandeln und wieder eine gute Lebensperspektive aufzubauen.

Warum spielen Behandlungen in stationären Einrichtungen gerade bei Essstörungen so eine wichtige Rolle?

Grundsätzlich ist es immer wünschenswert, eine Krankheit auch ambulant behandeln zu können, damit Betroffene nicht aus ihrem Alltag herausgerissen werden, in ihrem vertrauten Umfeld und bei ihrer Familie bleiben können. Doch einerseits sehr intensive und andererseits spezialisierte Behandlungsoptionen liegen ambulant kaum vor, sodass ambulante Behandlungen oft nicht ausreichen, sich oft in die Länge ziehen oder schlicht und einfach gar nicht verfügbar sind. Gerade bei der Anorexia nervosa ist es besonders wichtig, dass die Behandlung so frühzeitig wie möglich beginnt, weil das Risiko, dass aus einer akuten eine chronische, manchmal lebenslange Krankheit wird, mit der Zeitdauer, die die Krankheit besteht, immer mehr ansteigt. Stationäre Behandlungen sind daher oftmals die Möglichkeit, eher schneller und intensiver die Betroffenen ein großes Stück aus der Krankheit herauszuholen, um danach eine während des stationären Aufenthaltes gut vorbereitete ambulante Behandlung anzuschließen.

Was sind die zentralen Elemente der stationären Behandlung bei Essstörungen?

- Erlernen eines normalen Essverhaltens: Etablieren einer Mahlzeitenstruktur mit Steigerung der täglichen Nahrungsmenge, um eine Gewichtszunahme von 700 bis 1.000 Gramm pro Woche zu erreichen, dabei therapeutische Essbegleitung, d. h. zunächst therapeutische Unterstützung und Kontrolle über das Essverhalten mit dem Ziel, schrittweise mehr Eigenverantwortlichkeit bezüglich selbstständiger Nahrungsaufnahme zu erreichen.
- Medizinische Begleitung, d. h. medizinische Diagnostik und medizinische Behandlung aufgrund der vielfältigen körperlichen Folgen von Essstörungen.
- Lehrküche: Erlernen der Zubereitung von ausgewogenen Mahlzeiten und adäquater Portionierung, Konfrontation mit angstbesetzten Lebensmitteln; gemeinsames Essen, Erlernen des Portionierens des eigenen Essens.
- Kunst- und Gestaltungstherapie: Insbesondere Auseinandersetzung mit emotionalen Themen wie mangelndem Selbstwert, Unsicherheit bzgl. der eigenen Identität, evtl. Traumatisierungen, Ängste im Zusammenhang mit dem eigenen Körperbild.
- Sport- und Bewegungstherapie: Verbesserung der Körperwahrnehmung, insbesondere Erlernen eines normalen Bewegungsverhaltens anstelle eines entweder exzessiven Bewegungsverhaltens oder mangelnder bzw. völlig fehlender Bewegung wie bei Patienten mit Adipositas.
- Intensive Einzel- und Gruppenpsychotherapie zur Bewältigung der essstörungsspezifischen Denkmuster und Ängste und individueller Konfliktthemen.
- Gegebenenfalls psychotherapeutische Behandlung anderer psychischer Erkrankungen wie Angststörungen, Zwangsstörungen, depressive Erkrankungen, Trauma, Borderline-Störungen.
- Erlernen und Trainieren von Fertigkeiten zu einer angemessenen Bewältigung negativer Emotionen und Gefühle.

- Erlernen eines angemessenen Umgangs mit sozialen Medien.
- Einbindung von Familie und Angehörigen zur Unterstützung und auch zum Abbau ungünstiger Interaktionen.

Nachsorge

Wenn ihr die Essstörung endlich erfolgreich überwunden habt, dann ist eine sorgfältige Nachbetreuung wichtig. Denn nun stellst du sicher, dass dein Kind dauerhaft auf einem gesunden Weg bleibt. Es bieten sich dafür unterschiedliche Möglichkeiten an, ich werde die wichtigsten einmal kurz skizzieren.

An erster Stelle steht sicherlich eine ambulante Nachsorge, in Form einer ambulanten Therapie. Diese kann in unterschiedlichen Intervallen fortgesetzt werden und hilft deinem Kind, das gesunde Essverhalten aufrechtzuerhalten. Sie gibt Raum für Sorgen und Nöte und unterstützt damit die psychische Stabilität.

Verschiedene Krankenkassen und Kliniken bieten auch Nachsorgeprogramme an, mit regelmäßigen Checks, in denen auch Ernährungs- und Bewältigungsstrategien vermittelt werden. Darüber hinaus gibt es eine Reihe spezieller Selbsthilfegruppen, in denen du dich mit anderen Betroffenen und deren Angehörigen austauschen und dich gegenseitig unterstützen kannst. Du findest die Adressen im Internet oder über deine Stadt. Außerdem bietet die Deutsche Gesellschaft für Essstörungen e. V. ebenfalls Unterstützung und Hilfe in der Nachsorge an.

Wohngruppen

Wohngruppen können eine weitere Option für die Nachsorge bei deinem Kind mit Essstörungen sein. Sie bieten eine Art Übergangsphase zwischen einem stationären Aufenthalt und der vollständigen Rückkehr in das häusliche Umfeld. In Wohngruppen leben mehrere Kinder zusammen in einem gemeinsamen Haus oder einer Wohnung, das von Fachleuten betreut wird. Dies bietet eine geeignete Umgebung, in der Kinder weiterhin professionelle Hilfe und Unterstützung in einer ruhigen Umgebung erhalten können.

Wohngruppen können auch als Teil eines ambulanten oder teilstationären Behandlungsprogramms dienen. Hierbei wird die Betreuung von einem multidisziplinären Team übernommen, um sicherzustellen, dass dein Kind weiterhin Fortschritte macht und dabei optimal unterstützt wird.

Bei der Entscheidung, welches Nachsorgeprogramm für dein Kind am besten geeignet ist, kann eine Wohngruppe eine Option sein. Jedoch ist eine Wohngruppe nicht unbedingt für jedes Kind geeignet. Das muss immer von Fall zu Fall individuell überlegt werden, denn dabei spielen verschiedene Faktoren, wie die Schwere der Essstörung, das Alter und die soziale Situation deines Kindes sowie die Ressourcen und die Infrastruktur in deiner Region, eine entscheidende Rolle.

ABSCHIED VON DER ESSSTÖRUNG: DER NEUSTART

Ist die Essstörung überwunden, beginnt ein neues Kapitel. Es war ein langer und auch schwieriger Kampf, aber ihr habt nie aufgegeben und seid heute stärker als je zuvor. Vielleicht seid ihr auch noch auf dem Weg ... Jeder Schritt auf diesem Weg ist ein Teil des Wachstums, ein Weg zu persönlicher Stärke und Selbsterkenntnis.

Die Essstörung hat deine Kraft als Elternteil auf eine harte Probe gestellt, aber ihr habt bewiesen, dass ihr alles überwindet, wenn ihr euch aufeinander konzentriert und zusammenhaltet. Denn Zusammenhalt und Unterstützung sind die besten Waffen im Kampf gegen eine Essstörung.

Das menschliche Gehirn ist ein unglaublich flexibles Organ, das sich kontinuierlich verändert und lernt. Selbst nach Jahren der Fehlernährung durch Essstörungen kann es sich wieder erholen und vollkommen gesund werden.

Im medizinischen Sinne ist eine Essstörung dann vorbei, wenn die Symptome verschwunden sind. Das ist allerdings nur teilweise richtig. Eine Essstörung zu überwinden, ist in der Regel kein einfacher Weg. Und obwohl im medizinischen Sinne die Symptome das erste Kriterium der Gesundheit darstellen, ist für dein Kind der Heilungsprozess noch lange nicht beendet, sobald die äußeren Anzeichen verschwinden.

Denn das Wichtigste für dein Kind ist, dass es ein positives Selbstbild entwickelt und Selbstfürsorge praktiziert. Es geht bei seiner Genesung darum, mehr zu leisten, als nur die körperlichen Merkmale der Essstörung zu lindern. Der Fokus muss darauf liegen, dass dein Kind eine gesunde Beziehung zu sich selbst aufbaut und sich von eigenen Fähigkeiten, Möglichkeiten und Zielen inspirieren lässt.

Dein Kind lernt sich selbst neu zu entdecken und auf seine eigenen Bedürfnisse zu achten, anstatt sich ständig von außen beeinflussen zu lassen. Der Heilungsprozess erfordert eine Menge Arbeit und Geduld, aber mit der Unterstützung von Therapie, Freundeskreis und Familie und auch Selbstmotivation wird es wieder zu einem gesunden Leben zurückfinden.

Die persönliche Genesung deines Kindes kann eine lebensverändernde Erfahrung auch für dich und deine ganze Familie sein, bei der ihr euch wieder an die Freuden des Lebens erinnert und euch das Vertrauen und die Stärke zurückholt, um Träume und Ziele zu verwirklichen. Deshalb ist es so wichtig, dass ihr nicht nur die Symptome bekämpft, sondern auch eine dauerhafte Basis für eine glückliche und gesunde Zukunft schafft. Für dein Kind, für dich und deine Familie.

Deine

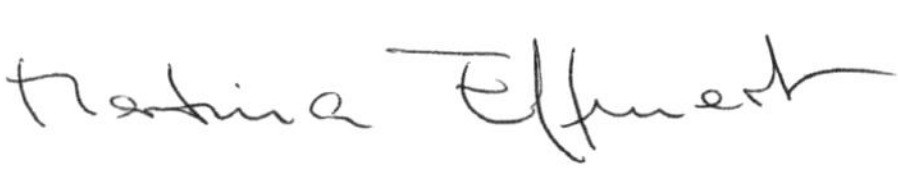

ANHANG

Beratungsstellen und spezialisierte Fachstellen

Bundeszentrale für gesundheitliche Aufklärung (BZgA): bietet zahlreiche Informationen für Eltern, eine Datenbank zur Beratungsstellensuche, Infos zu therapeutischen Wohngruppen u. v. m.
https://www.bzga-essstoerungen.de

Bundesfachverband Essstörungen (BFE): bietet zahlreiche Informationen an, Onlineforum als Plattform für den gegenseitigen Austausch, Selbsthilfegruppen, Veranstaltungen.
https://www.bundesfachverbandessstoerungen.de

ANAD® Versorgungszentrum Essstörungen: Ausführliche allgemeine Informationen, Adressen von Beratungsstellen, therapeutischen Wohngruppen und Kliniken.
https://www.anad.de

Elternnetzwerk-Magersucht: Familienbasierte Behandlungskonzepte und die Erfahrungen von vielen Eltern.
https://elternnetzwerk-magersucht.de

Selbsthilfegruppen: Nationale Kontakt- und Informationsstelle zur Anregung und Unterstützung von Selbsthilfegruppen:
www.nakos.de

Qualifizierte Experten und Expertinnen findest du bei folgenden Fachverbänden:
BerufsVerband Oecotrophologie e. V. (VDOE),
https://www.vdoe.de

Deutsche Gesellschaft für Ernährung e. V.
https://www.dge.de

Deutsche Gesellschaft der qualifizierten Ernährungstherapeuten und Ernährungsberater (QUETHEB e. V.)
https://www.quetheb.de

Verband der Diätassistenten
https://www.vdd.de

Verband für Ernährung und Diätetik e. V. (VFED)
https://www.vfed.de

e.a.t. Ernährungsberatung
https://www.eat-ernaehrungsberatung.de

Martina Effmert
https://www.effmert-coaching.de

Podcast: Martina Effmert, Leben ohne Angst (Podcast zum Thema Essstörungen und Emetophobie. Interviews mit Eltern und Betroffenen)
Instagram: Martina Effmert
TikTok: @martina_effmert

Bücher

Angst vor Übelkeit und Erbrechen, Emetophobie verstehen und überwinden, humboldt Verlag 2021

Arbeiten ohne Angst, Endlich frei von Ängsten, Blockaden und körperlichen Stress-Reaktionen im Beruf, humboldt Verlag 2022

Quellen- und Literaturverzeichnis

Bulik, Cynthia M. (2017): Significant Locus and Metabolic Genetic Correlations Revealed in Genome-Wide Association Study of Anorexia Nervosa. American Journal of Psychiatry,

Bundeszentrale für gesundheitliche Aufklärung (2014): Wie häufig sind Essstörungen?

Bundeszentrale für gesundheitliche Aufklärung (2024): Essstörungen – eine Orientierung,

Croos-Müller (2017): Alles gut. Das kleine Überlebensbuch. Soforthilfe bei Belastung, Trauma & Co., München: Kösel

DAK (2022): Kinder und Jugendreport: Kindergesundheit in Zeiten der Pandemie. Studie, Vandage GmbH

Dana, Deb (2021): Arbeiten mit der Polyvagal-Theorie, Übungen zur Förderung von Sicherheit und Verbundenheit, Lichtenau: G.P. Probst

Elternnetzwerk-Magersucht (2024): FBT-Infoblätter

Ferguson, Anna (2023): The Vagus Nerve Reset. Train your body to heal stress, trauma and anxiety, London: Vermillon

Feast of Knowledge Kongress (2024): FBT https://www.feast-ed.org

Fox, J.R., From, K. (2009): Eating Disorders: A Basic Emotion Perspective Clin.Psychol.Psychother,

Gopal, Norbert, Klein (2022): Der Vagus Schlüssel zur Traumaheilung, München: Gräfe und Unzer

Hay P. (2020): Aktueller Ansatz bei Essstörungen: ein klinisches Update. Zeitschrift für Innere Medizin. 2020;50(1):24-9

Heller, Laurence, Lapierre, Aline (2012): Entwicklungstrauma heilen, München: Kösel

Herpertz-Dahlmann, Borzikowsky, Altdorf, Heider (2021): Therapists in action – home treatment in adolescent anorexia nervosa, European Diseating Review 29, 427-442

Herpertz-Dahlmann, Hilbert (2022): Essstörungen bei Kindern und Jugendlichen: Ein klinisches Handbuch, Stuttgart: Kohlhammer

Herzog, Munz, Kächele (1996): Analytische Psychotherapie bei Eßstörungen, Stuttgart: Schattauer

Kain, Kathy L., Terrell, Stephen J. (2020): Bindung, Regulation und Resilienz. Körperorientierte Therapie des Entwicklungstraumas, Paderborn: Junfermann Verlag

Leibl, Wach, Voderholzer (2018): Hilferuf Essstörung, Stuttgart: Kohlhammer

Mancini, Alejandra, Buchner, Cornelia (2022): Trauma verstehen. Hilfe für Angehörige und Freunde, Stuttgart: Nymphenburger

Marsisol Perez, Ashley M., Kroon Van Diest, Haylie Smith (2016): Body Dissatisfaction and its correlates in 5–7 year-old girls: A social Learning Experiment, Journal of Clinical Child + Adolescent Psychology

Mitchell JE, Hatsukami, Eckert (1988): Chewing and spitting out food as a clinical feature of bulimia

Munsch Simone (2003): Binge Eating, Kognitive Verhaltenstherapie bei Essanfällen, Weinheim: Beltz

Reich, von Boettcher (2019): Hungern, um zu leben – die Paradoxie der Magersucht, Gießen: Psychosozial Verlag

Ross, Julia (2023): Was die Seele essen will, Stuttgart: Klett-Cotta

Selvini Palazzoli, Cirillo, Sorrentino (1998): Anorexie und Bulimie, Stuttgart: Klett-Cotta

Song YJ, Jung YC. (2015): Chewing and spitting out food as a compensatory behavior in patients with eating disorders, Comprehensive Psychiatry

Spiel, EC, Paxton, Yager (2012): Weight attitudes in 3–5 year-old children: Age differences and cross sectional predictors. Body Images

Truglia E., Mannucci, E., Lassi, S., Rotella, C.M., Faravelli, C., Ricca, V. (2006): Aggressiveness, anger and eating disorders: a review. Psychopathology

Turner, Lefevre (2017): Orthorexia Nervosa: A Syndrome of Obsessive-Compulsive Food Choices

Van der Kolk, Bessel (2017): Verkörperter Schrecken. Traumaspuren in Gehirn, Geist und Körper und wie man sie heilen kann, Lichtenau/Westfalen: G.P. Probst Verlag

Voss, Bernhard (2021): Körperspuren. Ursachen körperlicher und psychischer Symptome verstehen und heilen, München: Kösel

Warschburger, Petermann, Fromme (2005): Adipositas, Training mit Kindern und Jugendlichen, Weinheim: Beltz

Watson HJ, Yilmaz Z, Thornton LM, Hübel C, Coleman JRI, Gaspar H. (2019): Genomweite Assoziationsstudie identifiziert und impliziert metabopsychiatrische Ursachen für Anorexia nervosa. Nature Genetic

Wünsch-Leiteritz (2019): Welche Blutparameter sollten im ambulanten Rahmen bei Anorexia Nervosa und Bulimia Nervosa Patientinnen/Patienten bestimmt werden? München: Herausgeber: Bundesfachverband Essstörungen

Yilmaz Z, Hardaway JA, Bulik Cm (2015): Genetik und Epigenetik von Essstörungen. Fortschritte in der Genomik und Genetik

Bibliografische Information der Deutschen Nationalbibliothek
Die Deutsche Nationalbibliothek verzeichnet diese Publikation in der deutschen Nationalbibliografie; detaillierte bibliografische Daten sind im Internet über https://dnb.de abrufbar.

ISBN 978-3-8426-1756-8 (Print)
ISBN 978-3-8426-1757-5 (PDF)
ISBN 978-3-8426-1758-2 (EPUB)

Originalausgabe

Die Ratgebermarke der Schlütersche Fachmedien GmbH
Hans-Böckler-Allee 7, 30173 Hannover
www.humboldt.de
www.schluetersche.de

Lektorat: Petra Nitsche, Bremen
Covergestaltung: ZERO, München
Covermotiv: Shutterstock / Tanya Shulga
Autorinnenfoto: Claudia Zurio Photography
Foto S. 6: Thomas Neuber
Satz: PER MEDIEN & MARKETING GmbH, Braunschweig
Druck und Bindung: gutenberg beuys feindruckerei GmbH, Langenhagen